北京大学第三医院护理健康科普系列丛书

出院无忧·外科妇儿篇

主　　编　李葆华　胡晋平　刘春霞　刘　君

副主编　周玉洁　王攀峰　苏春燕

编　　委　（按姓名汉语拼音排序）

陈雅玫　李桂芳　李　健　李　蕊　李宇轩　罗永梅
宋东红　苏春燕　孙悦华　田淑红　王　欣　许蕊凤
张晓静　张艳平　赵　艳

参编人员　（按姓名汉语拼音排序）

戴宏乐　贾　珊　金姬延　李　宁　李小龙　刘冠华
刘　研　马　静　梅雅男　孟　超　孙海凤　孙巧玲
陶　艳　王爱莉　王长琦　王佳琦　王　璐　温艳红
杨　青　张　曦　张亚飞　朱明珂

北京大学医学出版社

CHUYUAN WUYOU · WAIKE FUER PIAN

图书在版编目（CIP）数据

出院无忧 · 外科妇儿篇 / 李葆华，胡晋平，刘春霞，刘君主编. -- 北京 : 北京大学医学出版社，2025. 5.

ISBN 978-7-5659-3394-3

Ⅰ. R49

中国国家版本馆CIP数据核字第2025G876K5号

出院无忧 · 外科妇儿篇

主　　编：李葆华　胡晋平　刘春霞　刘　君

出版发行：北京大学医学出版社

地　　址：（100191）北京市海淀区学院路38号　北京大学医学部院内

电　　话：发行部 010-82802230；图书邮购 010-82802495

网　　址：http：//www.pumpress.com.cn

E-mail：booksale@bjmu.edu.cn

印　　刷：北京溢漾印刷有限公司

经　　销：新华书店

责任编辑：赵　欣　　**责任校对**：靳新强　　**责任印制**：李　啸

开　　本：787 mm × 1092 mm　1/16　　**印张**：12.5　　**字数**：316 千字

版　　次：2025 年 5 月第 1 版　2025 年 5 月第 1 次印刷

书　　号：ISBN 978-7-5659-3394-3

定　　价：50.00元

本书由

北京大学医学出版基金资助出版

写在前面的话

健康教育是全民健康事业的重要组成部分，贯穿于预防、治疗、护理、康复、健康管理等多个具体环节。医院尤其是三级甲等医院中，患者的平均住院天数日益缩短，在越来越短的时间内，医护人员要将疾病治疗、护理、康复，甚至疾病预防和健康管理的知识全部传授给患者，还要增强他们的健康意识，培养他们的健康生活方式，这对于还在疾病急性治疗期的患者来说是有难度的。为保障出院后患者的顺利康复，并对患者及家属进行有针对性的、持续的健康促进工作，作为延续性护理的一部分，北京大学第三医院推出《出院无忧·内科篇》和《出院无忧·外科妇儿篇》。

这两本书的编写集全院护理人员的经验和智慧，参考新的临床实践指南，由护理科普专家把关，依托万名出院患者随访调研的结果，以出院患者的康复需求为出发点，同时聚焦老百姓关心的健康问题，全面覆盖心血管系统、呼吸系统、内分泌系统、消化系统、老年内科、泌尿系统、普通外科、五官科、骨科、运动医学、妇儿、生殖健康等专科疾病，紧贴临床，深入浅出，以一问一答的形式，详细解答了常见疾病的治疗、护理、康复、预防等知识，真正实现以患者为中心、以临床为导向的科普服务，集科学性、新颖性、实用性于一体。为便于查找，将眼科等小科疾病一并归入《出院无忧·外科妇儿篇》。

我们诚挚地希望这两本书成为护患沟通的桥梁，能让患者及家属离开医院时把健康理念、健康知识带回家，从而助力他们的康复进程。同时，我们也希望通过我们的工作来规范护理临床科普教育材料，提升护士健康科普能力，为“健康中国”战略的推进贡献力量。

目　录

眼　科　篇

耳鼻喉科篇

骨　科　篇

运动医学篇

康复医学科篇

普外科篇

泌尿外科篇

心外科篇

神经外科篇

胸外科篇

介入血管科及成形科篇

医疗美容科篇

妇 科 篇

生 殖 篇

产 科 篇

儿 科 篇

眼科篇

白内障

问题1. 什么是白内障?

答：如果把眼睛比作一台照相机，那么晶状体就是放置在眼内的一个透明镜头。正常情况下晶状体是透明的，但在病理状态下，当晶状体发生了混浊，就称作白内障。想象一下透明的窗户发生了混浊，“一叶障目”，眼中的世界不再清晰。白内障是全球致盲眼病的第一位，大约50%的失明是由白内障引起的。

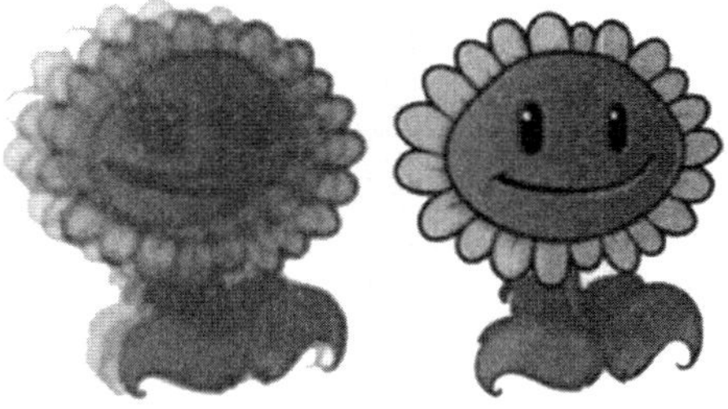
白内障视力　　正常视力

问题2. 白内障术后需要戴眼镜吗?

答：超声乳化与单焦人工晶体植入术联合是白内障治疗的基本方案，并且能使患者获得显著的治疗效果，操作简单。但单焦人工晶体可以恢复远视力，对近视力的改善有限，无法满足所有人群的生活需求。多焦人工晶体的作用与生理晶状体更加接近，是一种可调节的人工晶体，能弥补单焦人工晶体的缺陷。因此，根据植入晶体的类型、术后患者对视力的要求及患者的工作性质、用眼习惯等因素来决定是否需要在术后验光配镜。

问题3. 白内障术后会再得白内障吗?

答：手术是目前治疗白内障的唯一有效方法，但很多人在接受白内障手术后，又会再次出现白内障的症状，很多人因此质疑白内障的手术效果。这种术后出现白内障复发的情况，被称为后发性白内障。发生后发性白内障时，患者的视力又会逐渐下降。手术后出现白内障的复发是一种正常现象，而且治疗方法非常简单，千万不要因为自己的误解而耽误了最佳治疗时间。

问题 4. 白内障术后能正常运动锻炼吗?

答：白内障手术后患者可以正常运动，但需注意运动的强度和时间。避免过于剧烈和长时间的运动，避免可能对头部和眼睛产生过度压力的运动，如举重、倒立。此外，运动时要注意保护眼睛，避免受伤，以免对手术后的眼睛造成影响。

问题 5. 白内障术后居家需要注意哪些内容?

答：保持术眼清洁卫生，不用手揉眼，滴眼药时手和药水不触及眼球；洗脸时可用拧干的毛巾轻擦眼周皮肤，谨防脏水流入眼内；避免眼睛受到强光的刺激，外出时可以佩戴墨镜；多吃蔬菜、水果，避免过多摄入糖分和盐分，少食辛辣刺激等食物；如果出现视物不清、剧烈疼痛或视力突然下降并伴有头痛、恶心、呕吐，应及时就诊。

问题 6. 白内障手术植入的人工晶体越贵越好吗?

答：人工晶体是经手术植入眼睛里代替摘除的自身混浊晶体的精密光学部件。目前，市面上根据不同材质、功能和品牌等分为多种类型的人工晶体。医生一般会根据患者的病情选择人工晶体类型，再由患者根据自身状况决定选择哪种。很多患者迷信“越贵越好”，其实未必。要根据患者自身情况以及自身需求，选择最适合自己的晶体。

问题 7. 白内障术后恢复得很好，还需要复查吗?

答：需要复查。在做完白内障手术后，通常需要定期到医院进行复查，可以观察伤口是否出现了感染或者其他眼部情况异常。也要检查有无并发症的存在，做到早发现、早治疗。即使手术后视力恢复得很好，术后一段时间内也可能会出现一些并发症，如感染、炎症。定期复查可以及时发现并处理这些问题，确保手术效果。一般来说，术后 1 个月、3 个月、6 个月和 1 年都是重要的复查时间点。进行检查之后如果出现了并发症，通常需要尽快采取治疗措施来改善，才能使病情得到控制，也能避免病情加重。

问题 8. 白内障术后眼干是什么原因?

答：一方面，白内障手术患者多为老年人，其睑板腺功能下降，另一方面，手术中瞬目减少、泪膜破裂时间缩短，也可导致白内障术后发生干眼症。同时，术中使用的消毒剂、表面麻醉剂、抗生素滴眼液等药物对眼部产生刺激，也会增加术后干眼症的发生。

问题 9. 白内障术后多久视力能恢复正常?

答：视力的恢复时间因个体差异而异，一般在术后几周到几个月。大部分患者的视力可以在术后几个月内得到明显改善。但是如果合并有其他疾病，如视神经萎缩、眼底出血，白内障手术以后视力能恢复到什么程度要取决于这些疾病对视力有多大影响。所以做白内障手术以后视力能不能恢复、能恢复到什么程度，与眼部结构和功能有关。

问题 10. 白内障术后滴眼药的顺序有要求吗?

答：在眼科，对于许多眼病，眼药都有直接、快捷的治疗作用。根据病情需要，常同时使用多种眼药，滴眼药顺序依次为：水溶性、混悬性（用时应摇匀）、凝胶和膏状。滴眼药时应先滴刺激性弱的，再滴刺激性强的眼药。

问题 11. 白内障术后如何正确滴眼药?

答：在滴眼药之前，先要将双手洗干净，再核对眼药的名称、检查药液是否变质及药物的有效期。选择舒适体位，可取坐位或仰卧位，坐位时需要把头后仰，伸出示指（食指）放在下眼睑处，轻拉下眼睑，充分暴露结膜囊（俗称“下眼皮”），将药液滴入结膜囊内即可，以 1 滴为宜，由于结膜囊容量有限，滴入过多会造成不必要的浪费。同时使用 2 种或以上的眼药时，眼药之间需间隔 5 ～ 10 分钟。在滴入降眼压或散瞳药时，为减少药物对全身的副作用，滴完后需按压泪囊区 2 ～ 3 分钟。

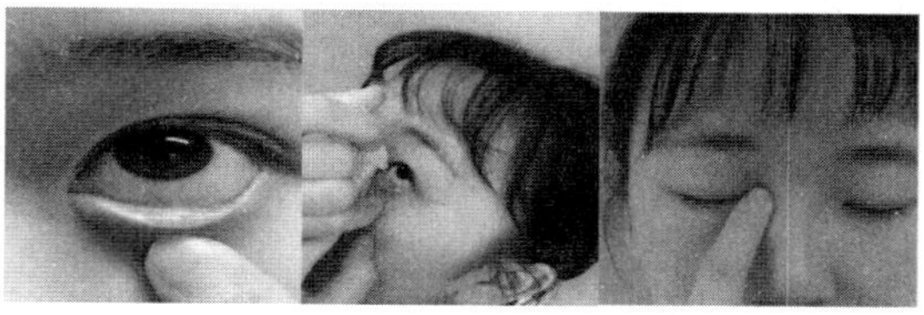

青 光 眼

问题 12. 什么是青光眼?

答：青光眼是一类以病理性眼压升高，引起视神经萎缩和视野缺损为共同特征的眼部疾病。人们常说“青光眼偷走视力”，主要是由于若不及时治疗此种疾病，则会导致视神经萎缩、视盘凹陷和伴随的视野缺损、视力下降，最终导致失明，而这种青光眼导致的失明，当今的医疗技术水平是无法使其逆转或恢复的。因此建议早期诊断、早期治疗，控制病情发展，避免或减少视神经进行性损伤，达到保护视功能的目的。

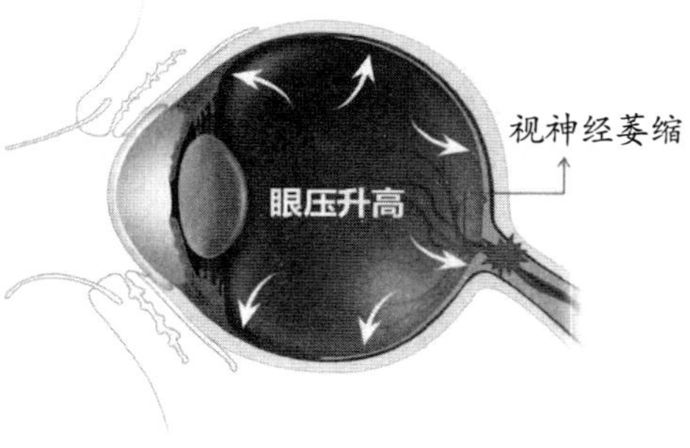

问题 13. 哪些人容易患青光眼?

答：很多人都认为青光眼是老年人的专属，但其实不然，任何年龄段的人群都可能由于各种原因导致继发性青光眼的发生。青光眼的流行病学调查资料显示，以下人群更易患青光眼：①有青光眼家族史者，发病率高于无家族史者；②具有前房浅、眼轴短、晶体厚、角膜直径短、小眼球等解剖特征的人群更易发生青光眼；③高度近视、糖尿病、长期使用激素（尤其是局部滴眼）的人群青光眼发病率较高；④ 40 岁以上人群易发闭角型青光眼，女性多于男性；⑤具有吸烟、嗜酒、起居无常、饮食不规律等不良生活习惯以及喜怒无常者，更易罹患青光眼。

问题 14. 青光眼会遗传吗?

答：由于青光眼有多种类型，其遗传方式也有所不同。继发性、外伤性青光眼的遗传概率不高，而原发性青光眼一般是具有遗传倾向的。因此，建议有青光眼家族史者定期到医院进行检查，并主动告诉医生自己有青光眼家族史，以配合医生及时诊治。

问题 15. 哪些危险因素可引起青光眼?

答：影响青光眼的危险因素有很多。内因主要与患者眼睛局部的解剖结构有一定的关系，前房角狭窄，房水排出障碍，眼压升高，青光眼形成。除此之外，患者的心理波动、情绪刺激、在黑暗环境下长时间阅读或使用扩大瞳孔的药物滴眼，均是导致青光眼的危险因素。

问题 16. 治疗青光眼的常用方法有哪些?

答：主要根据患者的眼压、眼底和视野损伤程度，可选择药物、激光、手术给予降低眼压治疗，使得眼压达到每位患者视神经能耐受的范围，从而使青光眼引起的视神经病变停止发展。具体将由医生综合视野损伤进展和其他全身因素选择分类诊疗方案。

问题 17. 为什么青光眼患者要定期随访?

答：一旦确诊青光眼，就应该积极治疗，但不论通过何种方式进行治疗，都不能认为已经彻底根治，病变只是在一定阶段中获得了控制，需要定期随访和观察，注意可能的变化。定期随访，可以有效地避免疾病在不知不觉中发展到视功能受损的程度。因此，配合医生坚持定期随访，也是治疗疾病的重要一环。

问题 18. 如何预防青光眼的发展?

答：虽不能决定自己是否会患上青光眼，但是如何预防青光眼的发展却掌握在自己的手中。预防青光眼的关键在于早发现和早治疗。定期进行眼科检查，测量眼压和评估视神经的状况，可以有效地识别和追踪青光眼的病程。同时，保持健康的生活方式，如定期锻炼、健康饮食、戒烟，并控制其他某些可能增加眼压的状况（如高血压和糖尿病），也可以帮助预防青光眼的发展。

问题 19. 青光眼随访复查时要做哪些检查？

答：眼压、眼底、视野和房角检查是青光眼的基本检查项目。①眼压：根据测量结果调整用药或治疗方案。②房角镜检查：通过一面特殊的小镜子检查房水排出通道是开放的、狭窄的还是闭合的。③检眼镜和眼底图像技术检查：观察视神经是否有损伤。④视野检查：检查视神经功能状态和青光眼的进展情况。重要提示：青光眼复查与诊断一样，仍要以眼压、视野与视神经损伤的状态等检查为依据。因此在长期对青光眼的诊治中一定要保存以上检查的原始资料，才能有助于医生判断青光眼病程阶段及治疗效果，这对青光眼患者是非常重要的。

问题 20. 出院后如何学会与青光眼“和平共处”？

答：青光眼的治疗是长期的，伴随终生。确诊青光眼后，与其焦虑害怕，不如接受事实，学会与青光眼“和平相处”。①用药：按时用药并关注药物副作用。在其他科就诊时，告知医师青光眼病史，避免开具干扰青光眼药物的处方，定期复查。②生活方式：保持眼部清洁，规律用眼，规律休息。戒烟限酒，健康饮食。适度运动有益于青光眼的治疗，但要注意不宜做过分弯腰、低头、屏气等活动，防止腹压增加而引起眼压升高。

角结膜病

问题 21. 什么是角膜？

答：角膜是透明的，位于眼球的最前方，呈椭圆形。一共分为 5 层，由外向内依次为上皮细胞层、前弹力层、基质层、后弹力层和内皮细胞层。角膜内含有非常丰富的感觉神经末梢，任何微小刺激、损伤或发炎都会引起疼痛、流泪，也正因此，才有“眼里不容沙”一说。

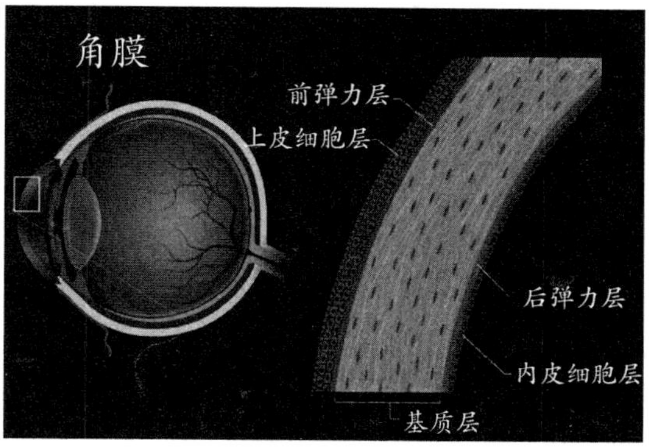

问题 22. 角膜移植需要配型吗？

答：角膜移植不需要配型。角膜组织比较特殊，与肝移植、肾移植不同。因为肝区、肾区的血液供应非常丰富，而角膜是透明的、不含血管，处于免疫赦免的状态，不但不需要配型，而且角膜移植成功的概率非常高。

问题 23. 如何观察角膜移植后是否出现排斥反应？

答：角膜移植后会出现不同程度的排斥反应，但由于角膜无血管，相对于其他器官而言，角膜移植的成功率很高。一般来说，角膜移植术后患者应先积极遵医嘱用药，预防排斥反应发生。若发生排斥反应，需要及时治疗，大部分排斥反应都可以得到有效的控制，因此角膜移植术后需定期到医院复查，如突然出现流泪、眼红、眼痛、异物感、视力下降、分泌物增多等症状，建议及时到眼科就诊。

问题 24. 角膜移植术后需要终生使用抗排斥药吗？

答：角膜移植手术后需要使用抗排斥药物，以滴眼剂为主。虽然角膜移植术后不需要终生使用抗排斥药物，但因每位患者的眼部术后情况有所不同，抗排斥药物使用时间长短也是根据每位患者术后恢复情况制定的。此外，眼部抗排斥药物的使用是一个长期的过程，建议患者手术后定期复查，在医生的指导下，根据眼部情况逐步减量使用抗排斥滴眼剂，不可擅自减量、停药。

问题 25. 什么是人工角膜移植？

答：人工角膜是用人工合成的方法制作一个光学系统来代替病变的装置，并且是一种人工材料，没有免疫性，但是它具有异物性，会产生异物排斥反应。人工角膜移植手术是多次角膜移植失败、严重眼烧伤（化学烧伤、热烧伤）、自身免疫相关性及瘢痕性角结膜疾病等终末期角膜盲患者复明的唯一方法。只有当自身角膜的条件过差，或者无法移植供体角膜时，才需要使用人工角膜。

问题 26. 翼状胬肉术会复发吗？

答：翼状胬肉术后有可能会复发，复发率与患者自身病情、年龄、手术方式、术后恢复等都息息相关。如患者术后伤口护理不当、不注意防晒，会导致术后恢复不佳，也可能会引起翼状胬肉复发。因此，患者术后要遵医嘱使用药物，如透明质酸钠滴眼剂、重组人表皮生长因子衍生物滴眼剂等。患者要加强自我防护，注意眼部卫生，避免眼部外伤，避免接触烟尘、风沙等环境，以减少翼状胬肉的复发。

问题 27. 居家如何进行睑缘清洁？

答：正确地进行睑缘清洁可减少脂质等有害产物堆积，并可清除螨虫等相关病原体。可根据具体情况应用眼部专用湿巾及清洗液常规清洁睑缘。先洗净双手，将睑缘专用清洁液喷洒到眼部专用清洁湿巾上，然后卷到手指上，由内眦到外眦部反复擦洗上下睑缘和睫毛根部，也可用棉签蘸取眼部专用清洁液，清洁睑缘和睫毛根部，清除鳞屑及分泌物。

眼 底 病

问题 28. 眼底是指哪儿?

答：眼底是眼睛最深处、最底部，眼球内后部的组织，临床上常说的眼底是指从晶状体往后的眼球内部结构，包含视网膜、视神经盘、眼底血管、视网膜上的黄斑部以及视网膜后的脉络膜。眼底是眼睛视物成像的重要结构，通过肉眼是看不到眼底的，需要通过专业检眼镜或仪器才能观察到眼底。眼底病对人的危害主要是影响视觉，严重者甚至可致盲。

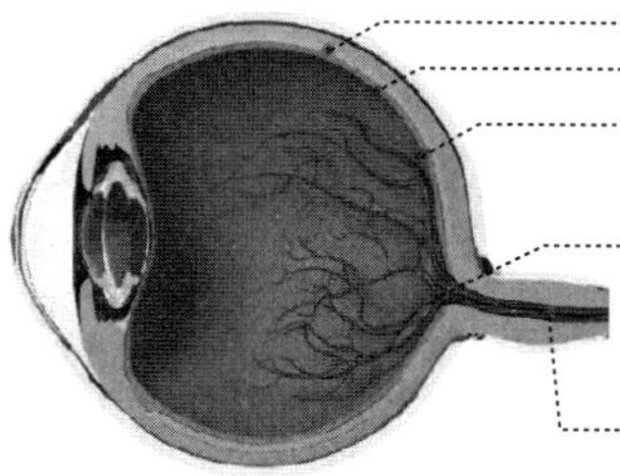

问题 29. 什么是飞蚊症?

答：飞蚊症是指在患者睁眼或闭眼时，眼前有飘动的小黑点或游丝一样的半透明或者黑灰色的点状、片状、条索状漂浮物，并会随着眼球的转动飞来飞去，好似飞蚊一般，看白色明亮背景时更明显，有时可伴有闪光感。飞蚊症一般不影响视力，无需特殊治疗，只需要定期随访即可。如患者眼前出现黑影，并伴有视物变形，或伴有闪光感、视野缺损、视力下降，须及时就诊，以排除视网膜疾病。

问题 30. 看东西变形是怎么回事?

答：视物变形是指所注视物体的大小、形状及倾斜度发生扭曲的一种视觉现象，可由黄斑病变、屈光性疾病、视路疾病引起，绝大部分是由眼底黄斑病变引起的。黄斑是视网膜的一部分，位于视网膜的正中，主要参与精细视觉及色觉等视功能，是视力最敏锐的地方，一旦出现黄斑病变，可表现为中心视力下降，视物变形、扭曲，视物变暗、遮挡感等，须及时就诊。

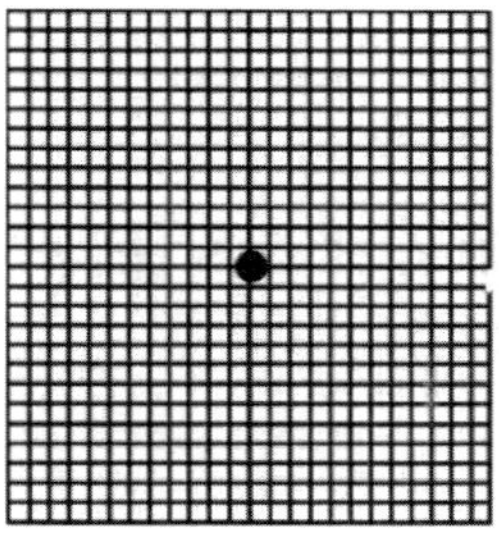
正常视觉

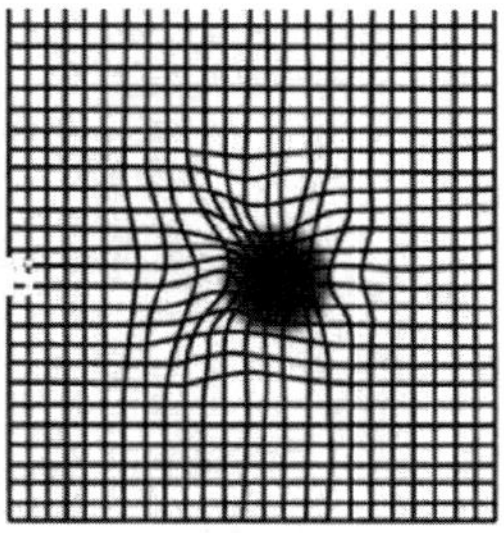
黄斑病变引起的异常视觉

问题 31. 糖尿病患者为什么要警惕眼底病变?

答：糖尿病在我国是一种常见病、多发病。糖尿病患者长期高血糖会导致眼部微环境的变化，引起视网膜毛细血管壁损伤，发生糖尿病性视网膜病变。病变的早期一般无眼部自觉症状，所以往往被忽视，但随着病变发展，可引起不同程度的视力障碍，甚至失明。因此，糖尿病患者要定期进行眼部检查，警惕眼底病变，早发现、早治疗。

问题 32. 视网膜脱离复位术后，还会再发生视网膜脱离吗？

答：视网膜脱离复位术后还有可能再次出现视网膜脱离。眼睛一旦出现了视网膜脱离，就说明视网膜的牢固性下降，可能会导致视网膜脱离的因素，如视网膜裂孔、视网膜变性，所以在这种情况下，如果在手术以后不注意合理的用眼习惯或者参加一些剧烈的运动，就有可能导致视网膜脱离再次出现。对于曾经有过视网膜脱离的患者，建议在手术以后注意避免过度用眼，避免参加剧烈的活动，还需要定期做眼底检查。

问题 33. 为什么有些人做完视网膜脱离复位术需要低头？

答：视网膜脱离复位术是通过手术将视网膜下的液体排出，将脱离的视网膜贴回原来的组织。为了使视网膜贴附牢固，术中会在眼内填充气体或硅油。由于气体和硅油密度比水小，具有上浮力，只有在面部朝下的体位时，才能顶压住视网膜，封闭视网膜裂孔，促进视网膜复位。根据裂孔位置的不同，低头的方位也会有所调整，原则是让视网膜脱离的位置处于最高点。

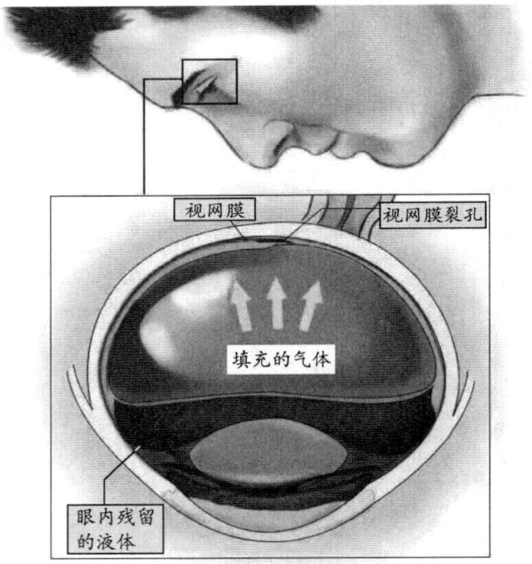

问题 34. 哪些人群需要定期做眼底检查？

答：①糖尿病患者：糖尿病可引起视网膜上微血管的形成以及出血、硬性渗出、软性渗出，还可导致增殖性改变，进而引起视网膜脱离。②高血压患者：原发性高血压时，视网膜血管痉挛、变窄，血管壁增厚，眼底病变的程度与高血压时间长短及其严重程度密切相关。③高度近视的患者：近视度数越高，发生视网膜脱离的危险就大，由于眼底发生病变，可造成黄斑出血、黄斑变性，视网膜、脉络膜萎缩变性等症状。④甲状腺功能亢进、高脂血症等慢性疾病患者。⑤中老年人群：眼底动脉硬化是50岁以上中老年人群常见的眼底血管改变，并且随着年龄的增长，发生率会逐年增高。

问题 35. 手术后滴眼剂使用时间越久，恢复得越好吗？

答：并不是使用滴眼剂的时间越长就越好，任何一类滴眼剂都应按照规定的频率和治疗时间来用，达到疗效后才可停用。长时间使用滴眼剂也会产生不良反应，如诱发青光眼、白内障，还可能继发眼部感染（真菌感染等）。

耳鼻喉科篇

鼻科疾病

问题 1. 鼻窦炎术后会复发吗?

答：鼻内镜微创鼻窦手术可以解决很多鼻科问题，改善患者的生活质量。但由于慢性鼻窦炎是复杂的病理生理过程，其发病是在自身的鼻窦解剖异常基础上与诱发因素共同作用而促成的。鼻内镜手术主要可以解决解剖上的异常和阻塞，去除炎症病变，而无法从根本上改变患者的基础疾病和体质，比如过敏性鼻炎状态，因此鼻窦炎手术后存在复发的可能性。容易出现复发的原因有以下几个方面：第一，个人体质。过敏体质、嗜酸性粒细胞升高，以及伴有哮喘、阿司匹林不耐受三联征等相关疾病的患者，术后复发率较高。第二，与病情的严重程度、病程和反复手术有关。既往有长时间的病史、鼻腔鼻窦炎症比较严重，甚至出现骨质增生骨炎表现等，手术的创面就会相对较大，术后复发的概率也会较高。第三，与外部环境因素有关。术后反复出现感冒和呼吸道感染，如扁桃体炎、支气管炎、肺炎，这些不良因素的刺激容易导致鼻窦炎复发。第四，与复查随访有关。出院后长时间不复查，不规律用药，若出现感染炎症、鼻腔粘连、囊泡等，不能及时发现并处理，也会导致鼻窦炎的复发。因此，鼻窦炎术后出院，应定期到医院进行鼻腔清理换药，遵医嘱按时按量用药，进行鼻腔冲洗，适当运动，增强抵抗力，改变不良生活习惯，可降低复发的可能性。

问题 2. 鼻窦炎导致的嗅觉减退或消失能恢复吗?

答：一般情况是可以恢复的，但是也要根据患者病情时间长短、炎症类型和严重程度来判断。鼻窦炎导致的嗅觉减退或消失主要是因为鼻腔黏膜的充血、水肿以及黏脓分泌物阻塞了嗅觉通路，气味分子难以接触到鼻腔内的嗅神经纤维，导致嗅觉功能障碍。及时积极治疗，遵医嘱应用抗生素、局部使用鼻喷剂、生理盐水鼻腔冲洗，必要时行鼻内镜手术，改善鼻腔通气情况，嗅觉是可以缓解或恢复的。若是炎症程度较重或时间较长，严重损伤嗅觉细胞，则有可能无法通过药物或手术恢复嗅觉功能。必要时可在医生的指导下进行嗅觉训练，改善嗅觉。

问题 3. 如何正确擤鼻涕？

答：①采用上身向前倾斜的姿势，这样有利于鼻窦内的分泌物排出。②先用手指压住一侧鼻孔，擤另一侧的鼻涕。不建议同时擤两侧的鼻涕，否则容易增加鼻内气压，增加中耳炎的概率。③擤鼻涕时不能特别用力。

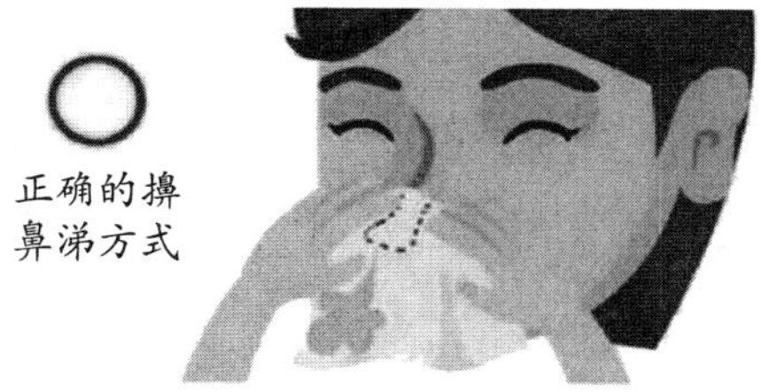

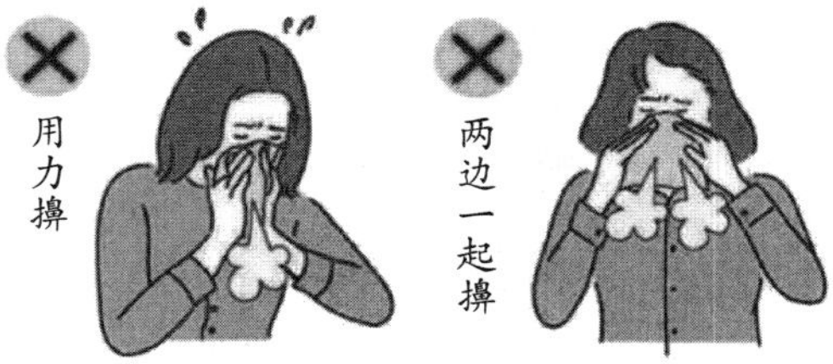

问题 4. 鼻窦炎术后如何正确使用喷鼻剂？

答：①清理鼻腔。②摇匀药液，呈均匀雾滴状喷出即可。③特别要注意左右手交叉进行喷药，即头部前倾，喷左鼻时，右手持鼻喷剂，喷头插入左鼻孔内，朝向鼻腔外侧壁，左手拇指压住右侧鼻孔，按压喷头喷药，同时鼻子轻轻吸气，随后用口呼气。右侧鼻孔喷药方法同左鼻。④用干净的纸巾擦净喷头，盖好瓶盖，以便下次使用。

问题 5. 鼻内镜术后，为什么要进行鼻腔冲洗？

答：在鼻内镜术后，术腔的创面上可有纤维素渗出而形成一层纤维素膜。鼻腔、鼻窦内可有血痂形成或是陈旧性血液及分泌物潴留，如不积极处理，可造成术腔内细菌繁殖而继发感染，造成已开放窦口的阻塞、引流不畅而导致黏膜水肿和不良肉芽生长，从而影响术腔黏膜的愈合，使得术后的治疗过程延长。因此在鼻内镜手术后，不但要定期由医生进行术腔清理换药，还要在鼻腔填塞物取出后进行鼻腔冲洗。手术后的鼻腔冲洗有利于鼻腔的清洁，减少术腔内的结痂，促进鼻腔、鼻窦内分泌物的排出，并有利于黏膜炎症、水肿消退，从而促进术后康复。

问题 6. 出院居家如何进行鼻腔冲洗？

答：常见的鼻腔冲洗器分为 3 类。第一类是盐水喷雾器，它的特点是比较柔和，喷进鼻腔之后配合擤鼻（婴幼儿可以擦鼻）可以将分泌物排出。适合全年龄段使用，出生 2 周以上的婴儿也可以使用。但是一定要区分等渗和高渗盐水，高渗盐水（2% 以上）适合在感冒或严重鼻塞、流鼻涕等急性炎症期使用，使用期不能超过 2 周。平时建议使用普通等渗盐水（0.9%）进行鼻腔冲洗。第二类是手动正压鼻腔冲洗器，这种冲洗器的效果是 3 类中最好的，但是使用不当可能会造成呛咳或耳部不适感，所以一定要患者配合才能够使用，建议 5 岁以上可以使用。使用方法：配液：水温 35 摄氏度左右（纯净水或凉开水，调至适宜温度，注意不能直接使用自来水）。冲洗：站于水池上方，身体前倾，低头，张嘴呼吸。将冲洗器喷头堵住一侧鼻孔，适度挤压瓶体，然后松开（挤压瓶体时可不吸气），循环交替，将冲洗液挤入鼻腔，鼻腔内分泌物会随冲洗液流出（从鼻腔流出或从口腔吐出均可）。另一侧鼻腔同法冲洗。冲洗后轻擤鼻，排出鼻内液体。最后清洁洗鼻瓶，晾干备用。需要注意：洗鼻器专人专用。冲洗时避免用鼻呼吸、吞咽及说笑，以防呛水。冲洗时挤压瓶体力量适当，过大可引起耳部不适，过小起不到作用。初次使用应从少量开始，逐步适应后加大挤压力度。洗后轻轻擤鼻，勿用力过大。冲洗液现用现配。第三类是电动冲洗器，操作便捷，只需要调整好呼吸即可（1 岁以上可用），效果良好并且比较柔和，但价格略高。鼻腔盐水冲洗是物理疗法，不含药物，安全、有效，孕期、哺乳期都可以使用。

问题 7. 鼻息肉术后如何预防复发？

答：鼻息肉术后存在复发的可能性，特别是伴有过敏性鼻炎和哮喘等疾病的患者。为预防复发，应该做到定期复查，术后定期到医院进行鼻腔换药和清理，如发现问题，可及时处理；积极治疗鼻炎、鼻窦炎等鼻科疾病；遵医嘱合理用药；避免接触过敏原；戒烟、戒酒，注意休息，适当运动，增强免疫力，避免反复感冒。

问题 8. 鼻腔探查止血术后，出院居家应该注意什么？

答：保持心情舒畅，避免焦虑、紧张等不良情绪；定期监测血压变化，控制血压，必要时至心内科就诊，调整降压药剂量；如患有其他鼻科疾病，应及时积极治疗；不可用力擤鼻、抠鼻；保持鼻腔湿润，室内可使用加湿器；术后洗脸、洗澡时水温不可过高；保持大便通畅，可进食新鲜蔬菜、水果及粗纤维食物；避免剧烈运动，不可用力提重物。若再次发生出血情况，应立即就诊。

喉科疾病

问题 9. 扁桃体肥大一定要手术治疗吗？

答：不一定，要根据扁桃体肥大是否引起症状来判断。若扁桃体肥大导致咽腔狭窄，呼吸受到影响，出现夜间打鼾，尤其是睡眠呼吸暂停综合征，要考虑扁桃体切除术。若扁桃体反复出现炎症，导致反复发热、咽喉明显疼痛，并且伴有吞咽疼痛明显，检查扁桃体充血、肿大、有脓性分泌物，每年发作 2 ～ 3 次，连续 2 ～ 3 年，要考虑切除肥大的扁桃体。若有持续低热，考虑是由于扁桃体的炎症造成时，要行扁桃体切除术。单纯的扁桃体肥大，临床上不出现症状，可以不行切除术。

问题 10. 扁桃体切除术后，进食应该注意什么？

答：扁桃体术后 6 ～ 24 小时，可进食冷流食，如水、牛奶、豆浆、米汤；第 1 ～ 3 天，可进食温凉半流食，如粥、汤，逐渐过渡到软食，如软饭、面条。2 周内禁食过烫、辛辣刺激性、生硬及酸性食物，如酸性的果汁、水果及酸奶。少食多餐，细嚼慢咽，切忌狼吞虎咽；饮水时禁用吸管；餐后漱口，保持口腔清洁，避免感染。同时注意不要因为疼痛而减少进食或不进食，因为吞咽可以减少术后伤口粘连的发生。

问题 11. 出院居家如何进行气管套管护理？

答：每日 2 次气切伤口换药，保持开口纱布清洁、干燥，根据分泌物多少或套管通畅情况，每日至少 1 次换气管套管内芯，保持套管通畅；换药时注意查看气管套管寸带松紧度，寸带与皮肤间隙以能插入 1 指为宜，避免气管套管脱出，注意观察气切伤口有无红肿、破溃或出现异常分泌物。气管套管口注意用纱布遮盖，避免异物进入。用过的套管内芯消毒，应先用 3%过氧化氢溶液（双氧水）浸泡，用小毛刷洗净痰液后，清水冲洗，晾干，放入干净容器内备用；更换套管时，先将备用的套管内芯用 75%乙醇溶液浸泡 30 分钟，随后用生理盐水冲洗，控干后更换。如果自觉憋气或呼吸不畅，可取下套管内芯观察有无痰痂堵塞，若痰痂多，可增加更换套管内芯的次数，保证呼吸道通畅。

问题 12. 声带息肉术后会复发吗？

答：声带息肉术后，建议进行正确的嗓音训练，及时改善发声习惯，避免过度用嗓；对于伴有咽喉反流、咽喉炎的患者，应及时就医，积极抗反流治疗，降低疾病复发率。

问题 13. 声带术后，为什么要进行嗓音训练？

答：手术解决的是去除声带病变的问题，而嗓音训练解决的是发音习惯和方法的问题。倘若错误的发音方式没有改变，长此以往还有可能再次出现病变。嗓音训练的目的是学会正确的发音方式，使说话更省力，同时减少说话对声带的损伤。科学的嗓音训练主要包括放松训练、呼吸训练、发音训练以及共鸣训练。

问题 14. 儿童腺样体肥大，为什么会发生容貌变化？

答：儿童腺样体肥大，直接阻塞鼻孔后端，发生鼻塞、鼻堵，进而出现张口呼吸，睡觉时还会打鼾，甚至憋醒，严重的还会出现呼吸暂停。长此以往，会影响儿童的生长发育，如颌骨发育畸形、上颌骨发育窄小或变长、上颌前牙前突、下颌后缩，称为腺样体面容，容貌特征表现为上唇厚、牙列不齐、牙齿向前突出、下颌变短、目光呆滞。如果儿童有这种面容倾向，或者已经形成，就需要及时就医，根据相应诊断进行腺样体切除术，或正畸治疗来改善气道的通畅程度。

耳科疾病

问题15. 外伤性鼓膜穿孔一定要手术治疗吗？鼓膜修补术创伤大吗？

答：不一定。由于外伤造成的鼓膜穿孔，一般先不进行手术治疗。可以观察3个月。在观察期内，保持外耳的干燥和洁净，避免耳部进水，不要用力擤鼻涕。3个月内一般都是可以自愈的。如果超过3个月鼓膜穿孔没有愈合，可以考虑手术干预治疗。根据穿孔的大小和位置，采用不同的手术方式。现在由于耳内镜技术的开展，大部分鼓膜穿孔修补都可以通过耳内镜在耳道内进行，可以避免耳部的切口，减轻术后疼痛，提高患者的舒适度。

问题16. 鼓膜修补术后多长时间能坐飞机？

答：通常情况下，鼓膜修补手术后需要间隔3个月左右才可以坐飞机。在手术后，可以就医复查，若中耳内的分泌物已经完全排出，恢复较好，一般在2个月左右就可以坐飞机。具体根据患者的恢复情况咨询医生。

问题17. 鼓膜修补术后多长时间能运动？

答：鼓膜修补术后可以开始运动的时间需要根据患者的恢复情况来判断。伤口恢复良好，单纯进行鼓膜修补术，未植入人工听小骨，一般在2～4周可以正常运动。注意避免手术区域进水，防止汗液污染伤口。鼓膜修补术后患者要注意多休息，避免过度劳累，同时也要避免进行剧烈运动，以免影响手术的效果。

问题18. 鼓室成形术后，为什么不能用力擤鼻涕？

答：擤鼻动作可使气流从咽鼓管进入中耳，使修补的鼓膜移位，影响手术效果，因此术后切忌用力擤鼻。

骨科篇

颈椎疾病

问题 1. 什么是寰枢椎脱位？

答：是指先天畸形、创伤、退变、肿瘤、感染等因素造成的寰椎与枢椎骨关节面失去正常的对合关系，发生关节功能障碍或神经压迫的病理改变。

问题 2. 使用头环背心的患者如何选择衣物？

答：患者佩戴头环背心需要 3 ～ 4 个月时间，衣物的选择与更换对患者尤为重要，不合适的衣物和不正确的穿脱会增加患者的不适症状。建议选择纯棉、贴身的上衣。为了穿脱方便，可将衣服的肩领部裁剪成开放式肩领，使用纽扣或者丝带固定，从下到上穿，从上到下脱。

问题 3. 寰枢椎脱位经口松解术后，饮食注意要点有哪些？

答：经口手术拔除胃管后可以开始进食，但由于口腔内伤口创面仍处于愈合期，建议 2 周内食物选择要遵守以下 3 点：①避免过硬的食物摩擦伤口；②要进食洁净食物，避免生食、带菌的食物或隔夜食物；③切忌高温食物，避免伤口黏膜被烫伤。循序渐进地进食，先进水和流食，无不适后进一步改为软食。

问题 4. 寰枢椎术后能做磁共振成像检查吗？

答：一般骨科手术后体内会含有金属内植物，是否可以做磁共振成像检查取决于与磁共振成像仪器是否匹配。因此，在做磁共振成像之前要告知医生体内有金属，选择正确的磁共振成像仪器即可。

问题 5. 颈椎术后可以一直佩戴颈托吗？

答：不可以。颈托的佩戴时间需遵医嘱，一般为术后 4 ～ 6 周。颈托可以保持颈椎局部稳定，支撑头部重量，减轻头部对颈椎的压力。但是，长时间佩戴颈托会导致颈椎活动度下降、颈部僵硬和颈部肌肉萎缩。

问题 6. 颈椎术后能枕高枕头吗?

答：不能。枕头过高类似于过度低头的姿势，会改变颈椎正常的生理曲度，严重者会导致颈椎后凸，使颈部局部肌肉过度紧张。久而久之，颈部肌肉就会发生劳损、痉挛，加速椎间盘的退变，并促使骨刺形成、颈椎不稳定等。

问题 7. 颈椎术后对枕头有什么要求?

答：需要根据患者自身的情况，选择一款合适的枕头。合适枕头的高度是 5 ~ 10 厘米，相当于自己的一拳左右高度。保证正常仰卧位时颈后侧有支撑，保持颈椎生理前凸，侧卧时枕头的高度与肩的高度一致，保持颈椎不侧屈。

问题 8. 颈椎术后如何预防颈椎病复发?

答：颈椎术后未发生病变的其他椎体仍然会有发生退变的概率。首先，要避免不良生活习惯，如长时间低头玩手机、伏案工作和枕头使用不当等。其次，保持正常的颈部姿态，通过平视和轻度仰视来保持正常的颈部姿态。最后，定时锻炼颈部肌肉，延缓颈椎退变。

问题 9. 颈椎术后伤口多长时间能够愈合?

答：颈椎术后伤口恢复时间需要结合具体的损伤、疾病性质、个人体质和手术类型综合判断。一般手术伤口表皮 5 ~ 7 天可以愈合，而伤口内部肌肉组织的修复需要 3 周左右的时间，韧带组织修复需要 3 ~ 6 周。糖尿病血糖控制不良患者上述愈合时间可能会有所延长。

问题 10. 颈椎后路术后伤口什么时候拆线?

答：颈椎后路术以手术当日起计算，2 ~ 3 周后即可拆除引流管口处缝线。如果伤口缝线为可吸收缝线，则不必拆除。

问题 11. 为什么颈椎术后 3 个月内都要预防跌倒?

答：颈椎术后需要 3 个月时间才基本上可以达到痊愈，所以在此期间需要注意避免跌倒的发生。跌倒有可能导致颈部外伤，可能会引起局部组织损伤，甚至引起内固定失效，造成原有症状复发或加重的现象。部分颈椎病患者有头晕和下肢无力等症状，这些症状术后不会马上缓解。术后起床时，也会出现头晕、双下肢无力等症状，这种情况下要预防跌倒的发生。

问题 12. 颈椎术后可以吸烟、饮酒吗?

答：颈椎术后也应该坚持戒烟、限酒。香烟中的尼古丁等有害物质会影响骨质沉积，不利于术后骨质愈合，导致颈椎融合延迟。颈椎术后饮酒会加重伤口出血的风险，并导致炎症反应。同时，术后 3 个月颈椎还未融合前要预防跌倒，饮酒后发生跌倒会导致颈椎术区不稳，严重者会瘫痪，所以尽量不饮酒或少量饮酒。

问题 13. 颈椎术后回家饮食需要忌口吗？

答：需要。要禁食辛辣刺激食物，适当增加高纤维、高蛋白食物（肉、蛋、奶）和补血的食物（猪肝、红枣、桂圆、木耳）。

问题 14. 颈椎术后怎么缓解咽部不适？

答：术后咽部不适可能与术中气管插管及牵拉气管有关。可以进食一些温凉的流食，避免进食辛辣刺激、油腻的食物。进食后要加强漱口，保持口腔的清洁卫生，从而缓解咽痛症状。如果症状明显，可以到医疗机构进行雾化治疗或遵医嘱使用咽喉喷雾剂。

问题 15. 颈椎术后是否可以开车？

答：颈椎术后早期，患者需要充分休息，避免剧烈活动，由于手术区域骨质还未融合，要尽量减少或避免开车，以免对恢复造成影响。建议 3 个月门诊复查，医生会根据患者的手术类型、康复情况及康复进展给出具体的建议。

问题 16. 颈椎术出院以后可以乘坐什么交通工具？可以坐飞机吗？

答：可以坐飞机，但要避免长时间的飞行，这会使颈部肌肉变得疲劳、僵硬。颈椎术出院后可以乘坐大部分交通工具，外出乘坐交通工具时需要全程佩戴颈托，保护颈椎，切忌拆卸颈托。乘车时避免过度颠簸、突然刹车，以免出现颈椎损伤。如果患者乘车时间过长，建议更换姿势或者采取平卧位，都能使颈椎得到很好的休息。

问题 17. 颈椎术后多久可以上班？

答：一般建议 3 个月门诊复查，医生会根据患者的手术类型、康复情况及康复进展给出具体的建议。

问题 18. 颈椎术后伤口出现哪些情况需要及时就医？

答：当出现以下症状时，需要引起重视，及时到医院就医，警惕伤口感染：①伤口疼痛持续并加剧，表面有局部红肿，伤口有一定的跳痛感；②体温持续高热（38 摄氏度以上），或降温后反复高热；③伤口有大量液体渗出，渗出液呈脓性或绿色，渗出液有明显的臭味。

胸腰椎疾病

问题 19. 胸腰椎开放术出院后饮食上有什么注意事项？

答：术后早期禁忌辛辣刺激食物，待伤口完全愈合后可恢复。由于手术创伤大，为促进伤口愈合，可适当增加高纤维、高蛋白食物，如鸡蛋、绿色蔬菜、牛奶、猪肝和鱼虾。但要注意如合并糖尿病、高血压等，应注意基础疾病相关饮食。

问题 20. 胸腰椎术后出院开具的镇痛药一定要服用吗？

答：是的，需要按时服用。目前使用的镇痛药为非甾体类抗炎药，除有止痛作用，还有抗炎作用。规律服药可以保持疼痛感觉处于较低的程度，如果停药后再次疼痛，机体会产生超痛现象，疼痛感觉会升高。当出现了口服药的不良反应时，如恶心、呕吐，应及时咨询医生是否需停药或更换其他种类口服药。

问题 21. 胸腰椎术后出院开具的药物服用完后还需要继续服用吗？

答：开具的镇痛药及抗生素类药物一般可以不用继续服用，如果还有与术前一样的麻木症状，可以继续服用营养神经类药物，对于补钙类的药物建议长期服用。同时还建议到骨质疏松门诊进行系统评估，治疗骨质疏松问题。

问题 22. 胸腰椎开放术后什么时候可以开始服用抗凝药？

答：使用抗凝药有可能增加术后出血风险，一般建议术后 2 周就可以开始服用抗凝类药。还需评估心脏功能和术中、术后情况，请及时咨询医生。

问题 23. 胸腰椎开放术出院后伤口还需要换药吗？

答：出院后需要换药直至拆线，正常 3 ~ 5 天换药一次，若伤口渗液较多，敷料渗出面积超过 1/2，可酌情增加频次。伤口换药的目的主要是保持伤口清洁，观察伤口的愈合情况。伤口需要拆线的患者，拆线后若伤口没有发红、肿胀、疼痛，体温没有增高，伤口敷料没有渗血、渗液、潮湿、脱落等特殊情况，无需再换药。若伤口周围出现发红、肿胀、疼痛，以及体温持续升高，或者伤口敷料出现频繁渗液、渗血、潮湿、脱落等情况，请及时就诊。

问题 24. 胸腰椎开放术出院后出现哪些症状要及时就诊？

答：当出现以下情况需要及时就诊，如：①注意体温变化，如果体温大于 38.5 摄氏度且反复高热；②伤口疼痛持续并加剧，表面有局部红肿，伤口有一定的跳痛感；③伤口渗出情况：如果伤口有大量渗出，无论是血性的还是淡黄色液体，都需每日换药；④双下肢肌力变化情况：术后突然双下肢力量减弱，麻木症状加重。

问题 25. 胸腰椎开放术出院后，每天可以下地活动多久？

答：术后的下地活动量要根据自身情况而定。术后初期，建议每次下地时间不宜过长，以 5 ～ 10 分钟为宜，如出现头晕、大汗等症状，及时卧床休息。起床活动时身边需有家属陪伴，以保证安全，预防跌倒。随着身体的恢复，活动时间和活动距离循序渐进地增加，原则以不感觉疲乏为宜。

问题 26. 腰椎术出院后，还需要做什么功能锻炼？

答：继续坚持踝泵练习、股四头肌直抬腿练习、直腿抬高练习。还需要在术后 4 ～ 6 周伤口疼痛显著缓解后进行腰背肌功能锻炼。

问题 27. 腰背肌锻炼如何做？

答：锻炼腰背肌的方法有很多，这里提供两个动作：小燕飞和五点支撑。①小燕飞：患者俯卧，双手背后，尽力将头部、双肩与双腿抬向高处，在最高处停留 5 ～ 10 秒；②五点支撑：双腿分开、与肩同宽，屈膝撑于床面，双肘屈曲于体侧，在肩、双肘、双脚这五个支撑点共同协助下尽量将腰部抬高，使肩、骨盆、膝关节三点能够形成一条直线，在最高处停留 5 ～ 10 秒。锻炼频次：每组 10 ～ 15 次，每天 2 ～ 3 组，长期坚持，可使腰背部肌肉逐步强大，腰部稳定性增加，腰椎老化速度减缓。

问题 28. 腰椎开放术后可以做哪些运动？

答：术后早期通常需要在支具或腰围的保护下下床行走，或在家属的帮助和搀扶下进行短距离行走，根据每个人的体质或者下肢肌肉力量的情况决定。总的原则是“量力而行、循序渐进”。目的是让局部组织有充分的时间修复和进行骨质融合，3 个月后，就可恢复正常生活。除剧烈运动以外，在运动方面没有限制，可以多做一些锻炼腰背肌的运动，如游泳、俯卧撑。应避免过度弯腰、提重物或不良坐姿，如斜侧靠卧。

问题 29. 腰椎术后出院回家的日常活动需要注意什么？

答：应避免引起腹压增高的活动，因为这种情况容易导致腰椎间盘突出复发。在生活中应注意不能过度弯腰，避免过度负重、提重物。大便时不要过于用力，如遇便秘，可多食用粗纤维食物，促进排便，习惯性便秘患者可服用缓泻药或外用开塞露等。咳嗽、打喷嚏时应尽量减少力度，减小腹压增加。3 个月复查后，如果效果良好，就可以恢复正常活动。

问题 30. 胸腰椎开放术后什么时间可以洗澡？

答：拆线后 1 周如果伤口无红肿、渗出，可清水淋浴；2 周后肉眼可见伤口愈合良好，可以使用肥皂、沐浴液等，洗澡后保持伤口周围清洁、干燥。

问题 31. 胸腰椎开放术后能做磁共振成像检查吗？

答：参见第 15 页“问题 4”的答案。

问题 32. 胸腰椎开放术后可以坐飞机吗？

答：目前骨科使用的内固定材料一般为钛合金材质，不影响坐飞机。除此之外，是否能坐飞机，还要根据个人身体耐受程度决定。

问题 33. 脊柱术后恢复良好，还需要按时复查吗？

答：需要。复查时间是术后 3 个月、6 个月及 1 年，复查时会进行相关查体及影像学检查。按时到医院复查，医生可以动态观察术后恢复情况。

问题 34. 胸腰椎术住院期间发现下肢肌间静脉血栓，出院后还需要注意什么？

答：有肌间静脉血栓的肢体避免按摩、热敷。健侧可进行踝泵练习及正常的膝关节屈伸练习，不影响下床活动。当肢体出现肿胀、疼痛时，要及时就医，是否需要药物干预请遵从医嘱。

问题 35. 胸腰椎术后感到双小腿发胀、疼痛，是正常现象吗？

答：术后出现双小腿发胀、疼痛，可能是由于血液循环不良导致，要警惕下肢静脉血栓的形成，建议到医院就诊，查明具体原因。

问题 36. 胸腰椎术后穿抗血栓压力袜有什么作用？

答：抗血栓压力袜可以预防长期卧床患者下肢深静脉血栓的形成，促进下肢血液循环，消除由于静脉曲张、下肢静脉血液回流障碍引起的肿胀、酸痛等。对长时间站立、坐位、重体力劳动者，还可以减轻下肢酸胀不适，预防下肢静脉曲张。

问题 37. 胸腰椎术后抗血栓压力袜需要穿多长时间？如何清洗？

答：①由于术后 1 个月内活动量还未恢复到术前，建议术后穿 1 个月左右。抗血栓压力袜需要 24 小时穿着才有效，为了防止出现皮肤压迫，每天脱下 30 分钟放松，穿着时应确保袜子平坦、没有皱褶。②日常需要每 2 ～ 3 天使用温水清洗一次，使用温和中性洗衣液、婴儿皂或洗发水清洗，室温晾干。

问题 38. 腰椎开放术后仍然感到腰部疼痛、双下肢麻木怎么办？

答：出现这样的情况，可能是由于神经功能未完全恢复。神经功能的恢复是一个缓慢的过程，根据病程的长短及压迫的严重程度可能需要 3 ～ 12 个月的时间。也可能是由于组织水肿压迫造成，随着时间的延长，局部炎症消退，可使用营养神经及脱水等药物治疗。建议适当休息，避免腰部负重，以免加重病情，也可以应用理疗等辅助手段进行恢复。

问题 39. 为什么腰椎术术前左腿痛、术后右腿痛？

答：有可能是术后出现神经水肿导致的，用药几天后会消失。也可能是术中牵拉神经根，引起神经根水肿导致。如果是腰椎重度滑脱症的患者，手术需要椎体的矫正，会造成神经的过度牵拉，出现术前与术后的症状不一致。神经恢复是缓慢的过程，经过用药及卧床休息后，就会逐渐恢复正常。

问题 40. 腰椎开放术后多久可以恢复到正常生活状态？

答：一般情况下，术后 3 个月可以逐步恢复正常生活状态。但每个人情况不同，要根据 3 个月复查时的情况和检查结果来确定具体什么时候可以恢复正常生活状态。

问题 41. 腰椎术后围腰需要佩戴多久？

答：一般腰椎开放术后下地活动时佩戴围腰或支具 2 ～ 3 个月，微创术后 4 ～ 6 周，卧床时无需佩戴。

问题 42. 腰椎微创术后如何避免复发？

答：术后 1 个月内以卧床休息为主，之后循序渐进地增加活动量。微创术创伤小，术后效果迅速，但更不能大意，一定要注意避免久坐，避免弯腰，3 个月不要提重物。床垫的选择也很重要，不能过软。除此之外，还要适当进行腰背肌功能锻炼。最重要的是按要求定期复查，有问题能及时干预。

问题 43. 腰椎术后症状改善不明显怎么办？

答：腰椎术后若症状无明显改善，也不要着急，因为神经的恢复需要漫长的过程。可以继续坚持做康复锻炼并配合口服营养神经类的药物。1 个月内尽量以卧床休息为主，不提重物，不过度弯腰，1 个月后可逐渐增加活动量。坚持起床前佩戴好围腰后再活动，直至 3 个月复查。术后 3 个月内会有反复的神经水肿期，开始症状会减轻，一段时间后加重，而后再减轻，是一个反复的过程，若症状持续加重，请及时到门诊或急诊就诊。

问题 44. 腰椎术后恢复良好，还需要复查吗?

答：术后恢复良好也需要定期复查，定期复查可以观察术后的恢复情况以及是否出现并发症。如果做了腰椎融合内固定术，术后复查需要摄 X 线片或 CT，复查的目的是了解腰椎融合以后内植物固定是否稳定、有无移位，观察手术部位的骨性融合情况以及腰椎间盘突出是否有复发情况等。建议一定要按照规定的时间（3 个月、半年、1 年、2 年）复查。

脊柱畸形

问题 45. 脊柱矫形术后必须佩戴支具吗?

答：是的。佩戴支具的目的是通过对躯干的支持、运动限制和对脊柱的再调整，达到矫正脊柱畸形、减轻疼痛、固定保护的作用。因此，术后下床活动时需要佩戴支具，术后一般需要佩戴支具 3 个月或遵照医生的特殊医嘱。

问题 46. 脊柱畸形患者洗澡时需要佩戴支具吗?

答：短时间洗澡可以不戴支具，洗澡时坐好，注意安全，小心跌倒。

问题 47. 脊柱矫形术后支具可以穿在衣服外面吗?

答：尽量贴身佩戴，可以穿一件贴身的棉质内衣，不能太厚，否则会影响支具支撑保护的效果。

问题 48. 脊柱矫形术后支具佩戴时间越久越好吗?

答：不是。术后常规佩戴 3 个月或遵医嘱。长时间支具外固定会造成肌肉力量减退，产生依赖心理而无法脱离支具，佩戴支具时胸部及腹部限制会导致部分呼吸系统和消化系统疾病，从而影响生活质量。佩戴支具的作用：①可早期下床活动，减少卧床并发症的发生；②可辅助内固定器材，促进骨愈合；③可在骨质愈合前降低因身体活动引起的内植物疲劳性负荷，减少内植物断裂的发生率；④可早期进行功能锻炼，减少并发症的发生。

问题 49. 脊柱矫形术后多久可以上班、上学?

答：一般术后 6 周后可以在佩戴支具保护下上半天学、半天班，术后 8 周可以上一整天，具体要因人而异，按医生要求。

问题 50. 脊柱矫形术后可以在当地复查吗？

答：因本院医生比较了解患者的手术情况，有条件的患者请按时返回医院复查，如果外地患者不方便，也可以在当地三甲医院就诊或选择线上途径复诊，1 年内尽量来本院复查一次。

问题 51. 脊柱术前为什么需要做骨密度检查？

答：不是所有患者术前都需要做骨密度检查，医生会根据患者年龄决定是否需要。骨密度检查可以评估患者的骨骼质量，是骨质疏松疾病的诊断标准。骨密度检查结果会影响手术方案制定及后续治疗，因为骨质疏松症是一种以骨量降低、骨组织微结构破坏为特征的全身性骨骼疾病，可引起患者骨强度下降和骨折风险增加，容易造成术后内植物不稳定，如内植物脱出。许多骨质疏松患者都是症状轻微或者完全没有症状，无法自身感觉出来，需要定期体检，当骨密度检查为骨质疏松后，建议出院后到骨质疏松门诊做全面评估及系统治疗。

问题 52. 骨质疏松有哪些治疗药物？

答：①基本补充剂：钙片直接补充丢失的钙，维生素 D 促进钙吸收。②抗骨质疏松剂：双膦酸盐类、地舒单抗类、性激素、鲑鱼降钙素等，这类药物可以抑制骨吸收、促进骨合成或对抗致病因素。

问题 53. 诊断骨质疏松后，居家饮食有什么建议？

答：根据指南推荐，建议摄入富含营养的均衡膳食，以钙质和维生素丰富、蛋白质适量的饮食为宜。推荐蔬菜、水果、低脂牛奶、奶制品、鱼类、全麦、坚果及橄榄油等膳食。

问题 54. 诊断骨质疏松后，有哪些注意事项？

答：①适量运动：健康人应积极参加体育锻炼，每天至少保持 5000 步的运动量。根据骨质疏松指南推荐，建议规律运动，以改善机体平衡、肌肉力量等，降低跌倒风险。抗阻力运动及负重运动能够维持甚至轻度增加骨密度，开始运动训练前，建议咨询医师进行相关评估，以保证安全性。②防止跌倒：跌倒有可能导致骨折，骨质疏松症患者应积极预防跌倒。③健康饮品：建议酌情减少咖啡、碳酸饮料等影响骨密度的饮品。④戒烟、限酒：烟酒会降低骨密度，加快骨质流失。⑤充足营养：有进食困难的患者，应及时就医。普通人应当保持足量、均衡的膳食。⑥充足日晒：一般建议老人及小孩保证每天 15 ～ 20 分钟的日照，健康成人每天日晒 30 ～ 45 分钟。⑦药品选择：尽量避免使用激素、大剂量醋酸甲羟孕酮等药物，如果必须使用，可同时补充钙剂，并密切监测血钙浓度和骨密度。

脊柱肿瘤

问题 55. 脊柱肿瘤切除术后肢体麻木症状还是没有减轻，正常吗？

答：正常。因为脊髓神经损伤具有不可逆性或恢复具有局限性。术前脊髓、神经、血管受压越大、时间越长，对脊髓神经的损伤就越重，术后恢复的时间也就越长，需要慢慢恢复。

问题 56. 脊柱肿瘤切除术后带尿管回家，什么时候能拔除？

答：①如术前可自主排尿，术后因其他因素（如前列腺增生）导致在出院前无法拔除尿管，建议出院 1 ~ 2 周后经泌尿科医生评估后拔除；②如术前因脊髓损伤而不能排尿，可在专业康复医生指导下早期通过针灸、生物反馈电刺激，结合间歇导尿的方法来促进膀胱功能的恢复，训练自主排尿的意识。

问题 57. 脊柱肿瘤切除后是否还需要辅助治疗？什么时间开始？

答：这要根据肿瘤的性质决定。通常情况下，术中会切除部分组织进行病理检查，待出具病理报告后，医生会根据肿瘤的性质决定是否需要后续辅助治疗。如果术后仍需辅助治疗，例如放疗或化疗，医生会根据肿瘤性质、个体差异制定治疗方案。

问题 58. 脊柱原发肿瘤切除术后肿瘤还会复发吗？

答：脊柱原发肿瘤切除后有一定的复发率，这和肿瘤性质、肿瘤分型、肿瘤部位以及个体差异有关。无论良性肿瘤还是恶性肿瘤，都有复发的可能，恶性程度越高，复发率越高。

问题 59. 脊柱肿瘤切除术后多长时间需要复查？

答：肿瘤切除术后第 1 年需每 3 个月复查一次，第 2 年每半年复查一次，而后每年复查一次。定期监控身体恢复状况，动态监测肿瘤敏感指标。

膝髋关节疾病

问题 60. 关节置换术患者辅助工具（助行器或拐杖）需要使用多久？

答：术后辅助工具一般使用 2 ~ 3 个月。使用辅助工具行走时需要保证环境安全，有家人陪同，避免发生跌倒。建议助行器使用 2 周、双拐 2 周、单拐 4 周，2 个月后可逐渐脱离辅助工具行走，特殊情况需遵从医嘱。

问题 61. 为什么膝关节置换术后患者关节周围肿胀？需要多长时间恢复正常？

答：这是因为术中软组织分离，导致术后软组织水肿，引起关节周围肿胀。膝关节肿胀、疼痛是膝关节置换术后常见的反应。大部分患者膝关节肿胀需要 1 个月左右才能恢复，部分患者需要 2 ～ 3 个月，患有基础病和身体条件差的患者可能需要更长时间。可以采用冰敷及抬高患肢的方法减轻肿胀，肿胀明显时请至复查门诊就诊，由医生评估是否需要服用消肿药物。

问题 62. 关节置换术患者出院后伤口还需要换药吗？

答：需要。伤口换药的目的主要是保持伤口清洁，观察伤口的愈合情况。伤口需要拆线的患者，拆线后若伤口没有发红、肿胀、疼痛，体温没有增高，伤口敷料没有渗血、渗液、潮湿、脱落等特殊情况，无需再换药。若伤口周围出现发红、肿胀、疼痛，以及体温持续升高，或者伤口敷料出现频繁渗液、渗血、潮湿、脱落等情况，请及时就诊。

问题 63. 关节置换术患者术后多长时间可以拆线？多长时间可以洗澡？

答：需要拆线的患者术后 10 ～ 14 天即可拆线，糖尿病患者可延后 1 周。拆线后 1 周如果伤口无发红、肿胀、渗出，可清水淋浴，2 周后肉眼可见伤口愈合良好，可以使用肥皂、沐浴液等。

问题 64. 出院回家进行膝关节功能锻炼后疼痛加重正常吗？

答：正常。手术后会造成关节周围肿胀，且在功能锻炼及活动后会使肿胀加重，从而使疼痛感明显。可采用在运动前应用口服镇痛药、运动后及时冰敷等方法减轻疼痛。若疼痛持续不缓解，请及时就医。

问题 65. 膝关节置换术后患肢皮肤温度升高正常吗？

答：正常。这可能与手术创伤应激以及出血有关，局部组织需要吸收的过程，这个过程中会出现患肢温度升高的表现。术后患肢局部皮肤温度升高一般会持续 3 个月，康复锻炼后局部皮肤温度升高会更加明显，一般情况下可以给予局部冷敷治疗。如患肢皮肤温度升高持续时间较长或伴有其他症状（如伤口周围发红、伤口渗液、疼痛加剧），请及时就医。

问题 66. 膝关节置换术患者出院后患肢还需要冰敷吗？

答：需要。术后 3 个月内均建议运动后进行冰敷。术后 1 个月内患肢局部皮肤温度达到高峰期，可适当增加冰敷次数，3 个月局部皮肤温度下降明显，可逐渐减少冰敷次数。

问题 67. 关节置换术后检查提示下肢肌间静脉血栓，出院后需要注意什么？

答：有肌间静脉血栓的肢体避免按摩、热敷。健侧可进行踝泵练习及正常的膝关节屈伸练习，不影响下床活动。出院会开具抗凝药，需遵从医嘱按时服用，2 周后至关节复查门诊就诊，由医生评估决定是否还需继续服用药物。居家期间如肢体出现进行性肿胀、疼痛加剧、呼吸困难等情况，请及时就医。

问题 68. 关节置换术后能做磁共振成像检查吗？

答：参见第 15 页“问题 4”的答案。

问题 69. 膝关节置换术患者出院后还需要做哪些功能锻炼？

答：继续坚持踝泵练习、股四头肌及腘绳肌等长收缩练习、屈膝练习、伸膝练习。功能锻炼后，及时冰敷。

问题 70. 髋关节置换术患者出院后还需要做哪些功能锻炼？

答：继续坚持踝泵练习、直腿抬高练习、髋关节屈伸练习，在术后 2 周～ 3 个月增加髋关节活动度练习。

问题 71. 如何练习髋关节活动度？

答：①锻炼目的：保持髋关节 0 度～ 90 度的活动范围和关节的稳定性。②锻炼时间：1 分钟 / 次，10 次 / 组，2 组 / 日。③锻炼方法：练习时关节活动范围要达到 0 度～ 90 度、外展 30 度。活动后如果感到关节持续疼痛和肿胀，表明锻炼强度过大。④注意事项：进行功能锻炼期间如有特殊情况，请遵循手术医师指导。

问题 72. 关节置换术后什么时间复查？需要带哪些资料？

答：术后 2 周、6 周、3 个月、半年、1 年各复查一次，请到门诊复查或自行挂主刀医生门诊复查，复查时请携带手术部位影像学资料。

问题 73. 关节置换术后，哪些是不正常的现象？

答：回家后，如果关节持续肿胀、疼痛，皮肤发红、发热，伤口渗血、渗液，应警惕关节感染，虽然感染发生率很低，但却是最严重的并发症。如果人工关节已使用若干年，最近出现活动时关节痛，可能是因关节松动或磨损。如果摔倒或髋关节扭伤后髋关节疼痛、不能活动，可能是因关节脱位。以上情况均请到医院及时就诊。

四肢骨折

问题 74. 四肢骨折术后出现哪些情况需要及时就医？

答：四肢骨折手术后需要关注以下内容：①手术部位的疼痛加剧；②手术部位肿胀加重；③手术部位感觉异常。尤其是在术后的 2 周内出现以上情况应立即就医检查。

问题 75. 四肢骨折术后肢体仍然肿胀怎么办？

答：四肢骨折术后由于组织血管受创破裂出血，在局部形成血肿，损伤后组织的渗出液回流受阻，形成水肿，导致患肢肿胀。轻度肿胀可以采取患肢抬高、冰敷等措施进行缓解。患肢抬高应高于心脏水平，通过重力及高度差增加肢体末端血液回流，减轻肿胀。通过抬高患肢不能缓解的肿胀，需要及时就医，进行相关检查。

问题 76. 四肢骨折术后还需要冰敷吗？

答：需要冰敷。一般情况还需要冰敷 1 ～ 2 周。进行冰敷可使局部血管收缩，使血流减慢，降低毛细血管通透性，减轻局部充血及疼痛。早期冰敷每 2 ～ 3 小时进行一次，每次持续 20 分钟左右，时间不宜过长。如果骨折处出现肿胀、发热、疼痛，可以每隔 1 ～ 2 小时冰敷一次。

问题 77. 四肢骨折术后冰敷的注意事项有哪些？

答：冰敷尽量选用专用冰袋，它的贴合性好且不易漏水，不容易污染伤口。冰袋内灌入冰和水，比例为 1∶1。冰敷时注意及时擦干冰袋外面附着的冷凝水，以免污染伤口。冰袋外用柔软的毛巾包裹，防止冰袋直接接触皮肤，造成冻伤。开放性伤口、大面积软组织受损、全身微循环障碍、周围血管病变等循环不良情况，或者对冷过敏的患者不能进行冰敷。

问题 78. 四肢骨折术后伤口一直有分泌物，怎么办？

答：伤口有分泌物请警惕伤口愈合不良的情况。若伤口出现发红、周围肿胀疼痛、高热不退，请及时就医。不可自行在家处理，严重者可能会引发骨髓炎。骨髓炎是一种感染性疾病，致病菌可经血液、创面、周围感染组织扩散等途径，播散到骨组织内生长繁殖，造成局部骨质破坏，引起全身性症状。

问题 79. 四肢骨折患者怎样判断石膏或支具松紧是否合适?

答：石膏或支具松紧的检查方法为：固定物边缘是否可以伸入 2 个手指。检查时间最好选择在活动后或下午进行，因为活动后肢体长时间下垂，会产生肿胀，下午新陈代谢减慢，水肿不容易消退。

问题 80. 四肢骨折术后支具需要佩戴多长时间?

答：四肢骨折手术后支具一般需要佩戴 4 ～ 8 周，具体佩戴时间遵照医嘱。佩戴支具的目的是：①避免粉碎骨折的移位；②避免骨折断端对周围组织、血管及神经的再损伤。如果骨折属于不稳定性骨折、完全性骨折、粉碎性骨折，则需要 24 小时佩戴支具。

问题 81. 四肢骨折行外固定架治疗需要注意什么?

答：使用外固定架要注意保持外固定架稳定，不要拉拽外固定架。注意保持牵引针眼处清洁，早期应用无菌敷料覆盖牵引针眼，如出现渗血、渗液，应及时更换无菌敷料。一般情况下，3 天后可以去除针眼周围敷料。针眼周围皮肤若出现发红、肿胀、疼痛、渗液等感染迹象，应及时就医。

问题 82. 四肢骨折术后需要多长时间拍摄一次 X 线片?

答：一般情况下，在手术后 1 ～ 2 个月需要拍摄一次 X 线片。有利于观察骨折部位的愈合情况，指导下一步的康复训练。如出现外伤、剧烈疼痛、肢体不适等异常情况，需要尽快至医院复诊，进行拍摄 X 线片检查。

问题 83. 四肢骨折术内植物是什么材质的? 术后还能做磁共振成像检查吗?

答：四肢骨折术的内植物一般为钛合金材质。第二问参见第 15 页“问题 4”的答案。

问题 84. 四肢骨折术内植物需要取出吗?

答：四肢骨折的内植物是否需要取出应听从医生的建议。随着科学技术和内植物材料的发展，现在大部分的内植物材料采用钛合金，而钛合金的组织相容性很好。术后没有出现感染或其他不良反应，则不需要特殊取出。个别存在严重不适应或出现了继发性感染的情况，就需要根据具体情况将内植物取出。

问题 85. 下肢骨折术后应拄单拐还是双拐？拐杖需要使用多久？

答：建议开始使用双拐。双拐可以很好地维持身体平衡，能够避免在行走过程中出现身体歪斜，发生跌倒。骨折愈合良好后（术后 2 ～ 3 个月）可改为单拐或者弃拐行走，但需要根据骨折部位、手术方式以及固定方式，进行放射线检查后由医生来决定。

问题 86. 双拐的使用方法是什么？

答：①根据身高调节拐杖的高度，手臂自然垂放，拐杖置于腋窝下 3 指左右（3 ～ 5 厘米）的位置，扶手位置位于腕横纹处（手掌与前臂的交界处）；②先将双拐向前移 30 厘米左右，行走时先迈出患肢，步伐不超过双拐头连线，使双拐承重，再迈出健肢，最终健肢承重；③上楼梯时健肢先上，下楼梯时患肢先下，患肢与拐同时向前，再走健肢。

问题 87. 四肢骨折后使用抗凝剂有什么副作用？需要自我观察什么？

答：抗凝剂主要用于预防和治疗血栓性疾病。抗凝剂的主要副作用是出血，可表现为口腔出血、皮下瘀斑、消化道出血等，甚至会出现脑出血。在用药期间，应严格控制剂量，定期监测凝血功能，可减少出血风险。同时每天自我观察有无牙龈出血、皮肤瘀斑、黑便等出血现象，发现异常及时找医生复诊。如果对药物成分过敏，还可能会出现皮疹、瘙痒、皮炎等，应遵医嘱停药处理。

问题 88. 四肢骨折是因为缺钙引起的吗？补钙应该注意什么？

答：缺钙不是引起骨折的直接原因，但缺钙会造成骨质疏松，增加骨折的概率。骨折后可以适当补钙，补钙可以治疗和预防骨质疏松，但是不要盲目。推荐补钙并增加维生素 D 的摄入，持续补钙 3 ～ 6 个月。钙在人体内是通过维生素 D 进行调节和吸收的，所以如果身体缺乏维生素 D，也就无法吸收钙。建议在医生建议下选择合适的钙剂。

问题 89. 四肢骨折后如何预防二次骨折的发生？

答：①适当运动，增加关节灵活性来减少跌倒的发生；②补充钙剂和维生素 D，多晒太阳，促进体内钙的吸收，增加骨强度；③定期监测骨密度，规范化治疗骨质疏松。每年至少做一次骨密度检查，遵医嘱使用抗骨质疏松药物，如骨化三醇、地舒单抗。

问题 90. 为什么预防跌倒是骨折术后最需要关注的?

答：跌倒不仅会造成其他部位骨折，还可能造成原骨折手术内植物周围骨折，增加治疗难度。一旦发生跌倒，必须及时就医，并如实向医生描述跌倒时的状况。预防跌倒的关键：①根据体力控制活动量，循序渐进地进行功能锻炼；②锻炼要穿防滑鞋，在宽敞、明亮的空间进行，保证地面清洁、干燥；③学会寻求他人帮助，在他人陪伴下进行康复活动，确保安全，预防跌倒。

问题 91. 四肢骨折术后阴天下雨会疼痛吗?

答：可能会。因为下雨天温度较低，空气比较湿冷，可能会导致局部血液循环不畅，从而引起疼痛。针对这种情况引发的疼痛，可以通过局部热敷的方法改善局部血液循环，缓解疼痛症状。

问题 92. 四肢骨折术后功能锻炼应注意什么?

答：遵循循序渐进、量力而行、劳逸结合的原则。①术后 1 ～ 4 周，功能锻炼以局部肌肉收缩训练及邻近关节的运动为主；②术后 4 ～ 8 周，以不负重增加肌肉力量及手术关节小范围运动为主，避免单关节旋转运动；③术后 8 ～ 12 周，可以进行肌肉的抗阻训练及关节的全范围活动训练，主要是小重量的抗阻或负重训练，不能进行大重量抗阻训练。

问题 93. 四肢骨折术后什么时候可以负重?

答：必须按照医生的要求落实。一般是术后 6 ～ 8 周进行，遵循循序渐进、量力而行、劳逸结合的原则。

问题 94. 如何知道骨折下肢的负重重量?

答：通过体重秤可以指导骨折后下肢的负重，负重重量是指身体重量的百分比。医生告诉患者患肢不负重，就是指手术肢体不能接触地面，不承受身体或其他任何重量。医生告诉患者下肢可以部分负重，对于已经使用单拐辅助行走训练的患者，手术肢体负担体重的 50%～100%；借助双拐辅助行走训练的患者，手术肢体负担体重的 20%～50%。医生告知患者下肢可以完全负重，就是手术肢体允许正常行走，可承受 100%的体重。具体锻炼负重方法是：健侧下肢站于和体重秤等高的垫子上，患侧站于体重秤上，使体重秤达到要求负重量。每次训练开始前身体重心完全在健侧，然后缓慢地将重心向患侧移动，当达到要求负重重量时，保持住身体状态，用身体感受及记忆足底压力状态。

运动医学篇

膝关节疾病

问题 1. 盘状半月板需要治疗吗？

答：不一定。盘状半月板属于一种常见的生长发育畸形，比一般的半月板更厚一些，表面比较粗糙，其在外力作用下及膝关节活动过程中容易导致膝关节的半月板磨损及撕裂，而引起整个膝部的疼痛不适。当发生盘状半月板损伤，如出现膝关节弹响及交锁并伴有疼痛不适等症状时，应给予手术治疗。但也有盘状半月板人群无症状，或是症状较轻，不影响日常生活活动，此时就无需手术治疗。

问题 2. 半月板缝合术后，为什么前几天下地行走时必须拄拐？

答：半月板的血液供应特殊，半月板属纤维软骨，其本身血液供应较差，只有与关节囊相连的边缘部分能从滑膜得到一些血液供应，致使半月板缝合愈合比较慢，所以半月板缝合术后早期患肢不能立即受力行走，下地时需要拄拐，以免影响半月板的愈合。

问题 3. 前交叉韧带重建术后如何练习肌肉力量？

答：前交叉韧带重建术后常练习股四头肌的力量。股四头肌是人体最大、最强壮、最发达的肌肉，具有很强的收缩力，是下肢运动最主要的肌肉。可以做直腿抬高训练：平躺于床上，双下肢伸直，尽量向上抬起患侧肢体，抬到距离床面 15 ~ 20 厘米时，坚持到力竭放下。股四头肌等长收缩练习很简单，就是“绷腿”，取坐位或者卧位，下肢伸直，用力绷大腿，可以触碰到大腿的肌肉变紧，就是收缩，收缩 5 秒钟、放松 2 秒钟即可，每日尽可能多做练习。

问题 4. 前交叉韧带重建术后为什么腘窝（腿窝）出现疼痛？

答：前交叉韧带重建术通常需取自体的腘绳肌。腘绳肌就是大腿后侧的肌群，包括半腱肌、半膜肌、股二头肌长头和短头。因为取腱的位置在腘绳肌肌腱，所以患者早期不可避免地出现腿窝处疼痛，一般这类疼痛都以酸痛、胀痛为主，类似肌肉拉伤的疼痛，但不会持续太久，但也不可掉以轻心。临床上很多患者会觉得在膝关节稍弯曲的状态下最舒服，但是久而久之，取腱部位就会形成瘢痕愈合，严重影响正常的肌肉弹性，后期会造成伸膝受限，所以术后早期还是要多练习被动伸膝。

问题 5. 前交叉韧带断裂，但还能运动，需要手术治疗吗？

答：对于运动需求较高的人群，如果前交叉韧带断裂，是一定要手术治疗的。前交叉韧带是维持膝关节稳定性的韧带之一，它的断裂会造成关节肿胀、疼痛。在度过损伤急性期后，可以进行正常行走，甚至可以做直线慢跑。但如果做快跑、急停、急转等运动，就会很容易使膝关节再次扭伤，导致更严重的半月板损伤及软骨损伤。因此，想恢复膝关节的运动功能，必须重建前交叉韧带。

问题 6. 交叉韧带重建术后恢复良好，是不是就不用复查了？

答：需要遵医嘱定期复查。术后定期复查是为了观察患者伤口愈合情况、患肢康复进程是否顺利、肢体功能恢复是否良好等。一般术后 2 ～ 3 周复查是为了查看伤口愈合情况；术后 6 周～ 3 个月复查主要查看患者的康复训练情况是否符合标准，康复不到位有可能造成关节粘连，医生需及时给予干预矫正；术后半年及 1 年以上复查主要查看膝关节稳定性等。

问题 7. 髌骨会软化吗？

答：髌骨软化非常常见。是指髌骨背侧的关节面磨损，导致的局部关节面不平、软骨破坏、炎症产生等一系列的病理变化，主要典型表现就是长时间久坐之后站立、走路，上下楼梯或运动之后觉得膝前疼痛，软化实际上是软骨发生退化初期的表现。

问题 8. 青少年髌骨脱位一定需要手术治疗吗？

答：不一定，髌骨脱位是否需要手术治疗主要取决于脱位的严重程度和是否存在并发症。如果髌骨脱位较轻且不伴有韧带损伤等，使用膝关节支具固定保护一段时间即可恢复；但反复脱位，且出现了严重的韧带损伤，或者本身存在发育异常等情况，就需手术干预治疗。

问题 9. 运动时，如何保护膝关节不受损伤？

答：不同的运动对关节的负荷是不同的，例如，游泳对关节冲击较小，篮球、足球等对关节冲击较大，故应该首先选择适合自己的运动方式；其次，平时需加强肌肉力量练习，肌肉是关节的保护者，可以通过肌肉力量减轻关节的负荷；再次，正确的运动姿势和技巧也非常重要，运动前适当热身和拉伸运动也是保护膝关节的重要环节；最后，合理的休息和恢复同样重要，运动过度会导致膝关节疲劳和损伤，如膝关节感到疼痛或不适，需及时停止运动并寻求医生的帮助。

问题 10. 患了骨关节病必须做膝关节置换术吗？

答：不是所有骨性关节病的患者均需做“换膝”手术的。在发病初期，可以考虑采取保守治疗，减少下肢负重活动（也可称为下肢受力活动，如下台阶、单腿站立、单腿下蹲等），注意膝关节保暖。保守治疗的方法有：①外用消肿镇痛的膏药；②理疗、烤电；③关节内定期注入关节润滑剂以延缓骨骼增生、老化的速度，起到缓解症状的作用。在骨关节炎病症后期，如有严重的膝关节疼痛、功能障碍，出现膝关节畸形改变，可以考虑进行手术治疗，比如采用膝关节胫骨高位截骨术、表面人工关节置换术等。

问题 11. 平时做什么训练能延缓骨关节病的进展？

答：避免膝关节过度劳累，可以使用手杖等辅助用具；肥胖者减轻体重，减少关节的负荷；尽量减少上下台阶等使膝关节屈曲负重的运动，以减少关节软骨的磨损。有氧条件下的股四头肌力训练（如慢跑、骑自行车、球类运动）可以很好地提高运动功能，减缓骨性关节炎的进展，且有轻度的止痛作用，其效应与镇痛药物及非甾体类抗炎药的疗效相当。

问题 12. 膝关节扭伤后该怎么办？

答：①制动：首先要减少关节的活动，有条件的话可以给予支具固定，防止扭伤的关节发生二次伤害。②加压包扎：加压包扎可以减少损伤血管的出血量，从而减轻损伤处的炎症反应。③抬高患肢：将扭伤的患肢抬高于心脏水平面放置，这样可以促进扭伤处血液回流，对缓解肿胀、加速组织修复也是有利的。④冰敷：及时冰敷可以减轻疼痛和水肿（冰敷可以改善周围血管通透性、减轻渗出，防止水肿。可以使组织代谢率降低，从根本上降低炎症反应发生的可能，减轻以及减缓组胺的释放，减轻组织对疼痛的敏感性）。⑤休息：扭伤后受伤的关节要充分休息，禁止负重行走，下地要拄拐。⑥及时就医。

问题 13. 膝关节术后，为什么要将患肢抬高？

答：术后抬高患肢，可促使静脉回流，加速消肿，降低静脉血栓形成的发生率；一般将患肢抬高，与心脏水平，肢体远端应是最高的；患肢应处于中立位（保证患肢关节处于最放松的位置），还要考虑患者的舒适程度。

问题 14. 为什么膝关节总有“响声”？

答：膝关节有“响声”的原因很多，很常见的是生理性弹响，这种弹响几乎不会带来任何疼痛或不适感，主要是由于突然甩腿，或由蹲位突然站起时膝关节发出响声，不需要特殊处理。但如果膝关节出现弹响，并伴有膝关节疼痛、交锁、伸直或弯曲等功能障碍，就需及时就医，及时排除是否存在半月板损伤、骨性关节炎等疾病。

问题 15. 年纪轻轻得了“老寒腿”，都是不穿秋裤惹的祸吗？

答：这其实不是“老寒腿”，而是膝关节骨性关节炎。其常见表现有：①膝关节疼痛，常为隐痛，且阴雨天或潮湿环境更易引起疼痛或加重疼痛。疼痛的特点为无痛→活动痛→负重痛→静止痛。②膝关节肿胀。③膝关节弹响。④久坐后起身困难。⑤常反复发作。如果有以上症状，一定要及时就医。

问题 16. 天气变化，腿先变成“行走的天气预报”，这种情况需要做手术吗？

答：不一定，这种情况有可能是膝关节骨性关节炎，是可以采取非手术治疗的：①改变不良生活习惯及不良坐姿，在换季或气温骤降时注意膝关节的防风保暖。日常生活中尽量避免跷二郎腿、盘腿坐等不良坐姿。②尽量避免做加重膝关节磨损的户外运动，如攀岩、爬山。③肥胖患者应控制体重，以减少膝关节负荷。

问题 17. 关爱双腿，需不需要少走少动？

答：首先，要通过控制体重等方式减轻膝关节负荷。其次，要在运动前进行充分热身，并控制运动时间，并且避免过度爬山等活动。最后，要改变生活习惯，注意膝关节的保暖，预防无菌性炎症。

问题 18. 膝关节疼痛是受伤引起的吗？

答：不一定。在运动或者关节受到外力的撞击，使关节过度伸展扭曲，造成肌肉、韧带等损伤，关节脱位或骨折时，关节就会出现肿胀、疼痛。急性损伤后关节面破损，留下瘢痕，使关节润滑作用消失，长期摩擦关节面，产生慢性损伤。像举重运动员，关节长期负重，关节软骨及关节面就会遭到破坏，关节就会疼痛不适。膝关节出现疼痛，还有可能是退行性骨关节病，随着年龄的增加，会慢慢出现疼痛的症状。所以，膝关节疼痛不一定是因为受伤，一定要根据自己的情况，出现不适症状的时候及时就医，不要延误病情，影响治疗效果。

问题 19. 年龄大了腿痛，是不是只要补钙就行？

答：随着年龄的增长，膝关节磨损会逐渐加重，关节的红肿、疼痛都是在给你敲警钟！膝关节老化磨损严重，补再多钙也补不回来，如果想保护好膝关节，减缓膝关节的劳损，就要在日常生活中多注意对膝关节的保护。请记住膝关节的 4 个“怕”：怕寒冷、怕负重、怕磨损、怕不动。怕寒冷：在日常生活中，一定要注意膝关节的保暖，特别是换季、气温骤降时，必要时可在指导下使用保暖护膝。怕负重：控制体重以减小膝关节承受的压力。怕磨损：生活及工作中，采取正确的坐姿，跷二郎腿、盘腿坐等不良姿势易加重膝关节磨损。此外，攀岩、爬山运动也易引起膝关节磨损，在做此类运动时，可在指导下佩戴运动护膝。怕不动：长期久坐、久站易引起下肢循环受阻，导致膝内关节液减少，使膝关节损害加重。

问题 20. 术后关节僵直是因康复不到位吗？

答：术后复诊患者出现关节僵直，大多数是因为对康复不重视，忽略了术后早期的康复训练。膝关节僵直患者表现为患肢无法弯曲，或是弯曲幅度较小而不能达到术后正常康复要求。此时，对于轻度的膝关节术后僵直，可以由专业的康复医生对其进行被动屈曲，应用抗炎镇痛药物辅助，逐步恢复关节活动范围来改善僵直；经保守治疗无效的比较严重的膝关节术后僵直患者，往往需要进行手术清创松解治疗。

问题 21. 膝关节支具佩戴不良也会出现并发症吗？

答：膝关节术后支具佩戴不良容易造成腓总神经卡压，而长时间的腓总神经卡压会出现下肢麻木、活动受限、肌肉萎缩等症状。正确的支具佩戴方式为：佩戴松紧度应以能容 1 指为宜，膝关节两侧卡盘不可过紧，过紧会造成卡压，佩戴过程中如果出现患肢麻木、皮肤温度变低、活动受限，应立刻松开支具查看。

问题 22. 受伤后为什么成了“筷子腿”？

答：因为出现了肌肉萎缩，最常见的原因是失用性萎缩。受伤后肌肉长时间不活动，肌肉纤维因长期休息而发生失用性萎缩，这种情况通过积极锻炼肌肉力量通常可以逐渐恢复。膝关节受伤后急性期会出现局部严重且持续的水肿或血肿，长时间肿胀不消退会影响下肢血液循环，使肌肉缺血，肌肉由于营养不良，也会表现为肌肉萎缩。这种情况需要尽快消除膝关节肿胀，恢复下肢供血。

问题 23. 如何预防骨质疏松？

答：预防骨质疏松要从以下 4 个方面入手。首先，在饮食上要做到“二多二少，一不要”。即适量增加钙质（例如牛奶、羊奶等奶制品）及蛋白质（例如动物肉类、豆制品）的摄入，减少盐分和咖啡因（例如浓茶、咖啡、可乐）的摄入，并且尽可能戒烟、戒酒。其次，适当进行有氧运动、负重运动、瑜伽和普拉提。再次，保持每晚至少 7 ～ 8 小时的睡眠时间，维持良好的生活习惯。最后，定期进行骨密度检查。

问题 24. 做下肢手术，为什么腹股沟处有“针眼”？

答：临床中做下肢手术，腹股沟处“针眼”是因术中联合的一种称为股神经阻滞的麻醉技术，该技术是沿腹股沟韧带中点下方 1 ～ 2 厘米，触及股动脉搏动明显处，在其外侧 2 厘米处作为进针点。适用于膝关节、小腿或髋部等手术的麻醉，也作为术后镇痛的常见方法。

问题 25. 术后疼痛可以忍痛吗?

答：很多人认为手术哪有不疼的，忍忍就过去了，还有人怕镇痛药副作用大，怕成瘾，宁可咬牙忍着，也不愿用镇痛药。其实，术后疼痛如果控制不好，也会存在危害，患者对疼痛的恐惧可能会抑制咳嗽和深呼吸，进而导致肺不张，出现低氧血症；也会导致心动过速和神经系统兴奋，引起血压升高，增加心肌缺血发生的可能性；还会因术后疼痛导致卧床时间长，不敢进行康复运动，导致静脉血栓的发生等。因此，术后合理的镇痛至关重要，千万不要盲目做“忍者英雄”而后悔莫及。

问题 26. 膝关节术后应该用单拐还是双拐?

答：手术后早期建议使用双拐。因为双拐对上肢的承重和下肢压力的减轻均存在较好的作用，可以很好地维持身体平衡，并且膝关节患者术后早期患肢不能负重行走。使用单拐会导致患者不自主的患肢负重，不利于组织愈合，也容易使患者跌倒。术后恢复期可以根据康复进程逐步由双拐过渡到单拐。

问题 27. 为什么说“小踝泵，大作用”？

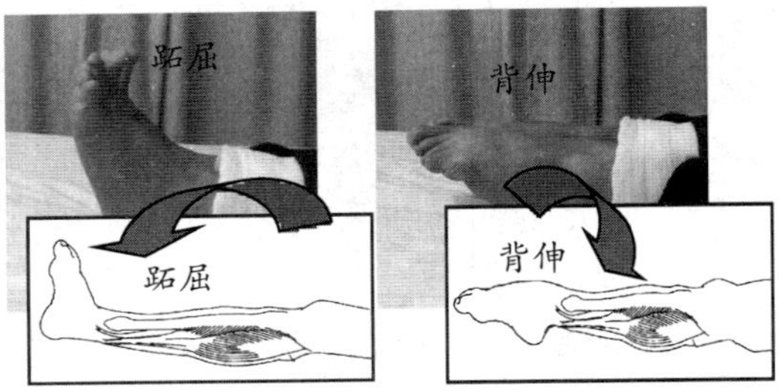

答：长期卧床或手术后的制动，均可能导致血流变慢，血小板在血管周边停留和聚集，容易形成血栓，血栓一旦脱落，栓塞到心、脑、肺等重要器官，就可能危及生命。踝泵运动（就是生活中的勾脚和绷脚的动作）的作用原理：跖屈（绷脚）时，小腿三头肌收缩变短，胫骨前肌放松伸长；背伸（勾脚）时，胫骨前肌收缩变短，小腿三头肌放松伸长，当肌肉收缩时，血液和淋巴液受挤压回流，肌肉放松时，新鲜血液补充。通过这样简单的脚踝屈伸，可以有效促进整个下肢的血液循环，起到预防血栓的作用。

问题 28. 如何正确调节拐杖?

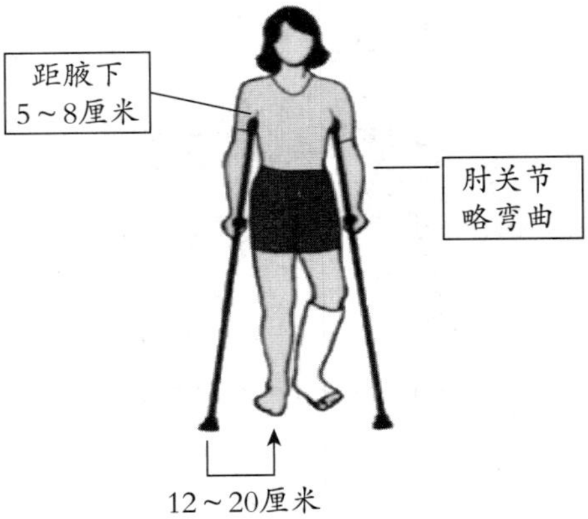

答：第一步，根据自己的身高对拐杖的高低进行调节，拐托要距腋下 1 拳的距离，避免腋下受力，损伤腋神经；第二步，腕柄应与手臂自然下垂时腕关节的对齐；第三步，调节完毕后应对拐杖的性能进行检查，腋托、腕柄是否固定好，各连接处的螺帽是否衔接紧密，固定卡扣是否在固定位内，拐杖头的防滑垫是否稳妥。

问题 29. 患肢不能负重或部分负重时如何使用拐杖辅助行走?

答：当患肢不能负重时，应将患侧肢体向前抬起，双拐向前移动，同时移动患肢于双拐之间同一平面，双手支撑住拐杖，向前移动健侧肢体，如此重复。当患肢可以部分负重时，双拐向前移动 30 厘米，患侧肢体向前移动至双拐头的水平线，患肢前脚掌部分支撑，健侧肢体移动至同一水平线，如此重复。

问题 30. 使用拐杖时需要注意什么?

答：在拄拐时应注意双臂夹紧拐杖腋托，防止拐杖向前或者向后晃动，伸直双肘，用双肘支撑身体重量，双拐同进同退，步幅不宜过大，以 30 厘米为宜，两拐杖头间距与肩同宽或者略宽于肩，间距过宽或者过窄都容易发生跌倒。拄拐时双眼目视前方，仔细观察前方地面是否有水及障碍物等。

问题 31. 使用拐杖时如何床上坐起或坐下?

答：①想在床边站立时，首先要确定椅子或床是否稳定牢固，将健侧腿支撑在地面上，身体向前移动到椅子或床的边缘，将双拐并拢在一起，用患侧手握住拐杖手柄，健侧手扶住椅子扶手或床缘，两手一起支撑用力，同时健侧腿发力站起，保持站稳。下地时应选择合适长度的裤子，穿防滑拖鞋，遵循 3 个 30 秒（平躺 30 秒，坐起 30 秒，站立 30 秒），预防跌倒的发生。②想坐下时，身体慢慢向后退，直到健侧腿碰到椅子或者床的边缘，保持体重在健侧腿上，将双拐并拢在一起，用患侧手握住拐杖手柄，健侧手放到椅子或床缘上，然后弯曲健侧膝盖，慢慢坐下，再移动到床上，摆好舒适的体位。

问题 32. 中医疗法在运动医学康复治疗中有何作用?

答：中医作为我国传统医学的重要组成部分，具有悠久的历史和丰富的临床经验，在运动康复中的应用是多方面且作用显著的。针灸、中药塌渍、推拿按摩和红光治疗仪等中医疗法，能够通过调整人体内外环境，从而促进人体的康复与修复。在运动康复中，中医的应用为患者提供了一种综合性治疗方案，得到了越来越多的认可，因此，运动医学中的中医康复疗法能助运动损伤患者一臂之力。

问题 33. 腰椎麻醉术后为什么要低枕平卧?

答：腰椎麻醉术后低枕平卧是为了防止脑脊液外漏引起颅内压降低，从而引发头痛、恶心等症状。术后低枕平卧 4 小时，可以有足够的时间进行硬膜囊的修复，防止脑脊液外漏。出院回家以后不需要继续低枕平卧。

问题 34. 膝关节镜术后需要拆线吗?

答：关节镜术虽然是微创手术，但是也需要经过皮肤切口打开两个通道，从而放置手术器械来进行操作，会涉及切口的缝合以及拆线。关节镜术相较于传统手术来说，通常只有 1 ~ 2 厘米的切口，损伤是非常小的，一般经过 12 ~ 14 天就可以拆线。拆线时间根据手术大小、年龄、伴随的基础疾病等也会有所不同。通常半月板、关节清理等小手术可适当缩短拆线时间，肩袖缝合、关节置换等中大型手术可适当延长拆线时间。年龄大或伴随糖尿病等基础疾病的人群，伤口愈合时间可能比普通人慢，经医生评估后可延长拆线时间或分次拆线。

肩、肘、腕关节疾病

问题 35. 健身导致肩袖损伤后还可以继续运动吗？

答：在损伤后，不要做甩胳膊等大幅度活动肩胛骨的动作，比如打羽毛球、打网球、上臂牵拉等动作。疼痛严重时可休息 3 个月甚至半年以上的时间。待疼痛减轻后，可循序渐进地在不诱发疼痛的范围内做一些加强肩关节周围肌肉的运动（如上臂爬墙运动、双手交叉向上伸展等活动），逐渐增加活动范围，防止肩关节粘连。

问题 36. 肩关节疼痛就提示肩周炎吗？

答：不一定。肩痛是一种症状，不是一种疾病，是位于肩关节周围疼痛的症状统称。肩痛不一定提示肩周炎，很多疾病都可能会导致肩关节疼痛发生，如肩袖损伤、肱二头肌肌腱炎、肩峰下滑囊炎。

问题 37. “50 肩”是到了年龄就得吗？必须手术治疗吗？

答：“50 肩”的学名为冻结性肩周炎，简称冻结肩。因 50 岁左右为高发年龄，因而又称“50 肩”，一般与年龄、伴随的基础疾病、长期劳损等有关。然而并不是说到了 50 岁就一定会得病，如果身体气血充足，工作中劳逸结合，避免过度使用肩关节，运动时锻炼上肢和肩部肌肉，适度做肩颈部活动，是有可能避免“50 肩”的发生的。确诊“50 肩”后并不是一定要手术治疗，根据症状的严重程度采取相应的保守治疗措施，比如口服抗炎镇痛药、肩部理疗，同时可以进行肩关节功能练习，保持肩关节活动度，增加上肢和肩部的肌肉力量。急性期后可进行正规的推拿按摩，以改善血液循环、促进炎症消退。

问题 38. 肩周炎与肩袖损伤有什么区别？

答：肩周炎随着炎症消退，肩关节活动范围逐渐改善，是可以自愈的。而肩袖损伤是肩关节内部的肌腱结构出现撕裂或断裂，这种损伤不会随着时间延长而自愈，反而随着时间延长、肩关节活动，撕裂越来越大，症状越来越严重。从临床表现来看，肩周炎是因炎症、粘连引起疼痛，关节的被动活动和主动活动都明显受限。肩袖损伤是因肩袖撕裂导致的肩关节疼痛，主要表现为主动活动受限，比如抬不起胳膊、手拿东西无力，而被动活动不受限。

问题 39.“穿衣动作不对”也会引起肩关节脱位吗?

答：肩关节是全身关节中活动度最大的关节，这也造成了肩关节脱位是最常见的，约占全身关节脱位的 50%，这是由肩关节的解剖和生理特点决定的。当肩关节受到间接暴力或直接暴力时，都可能会引起肩关节脱位。肩关节脱位如在初期治疗不当，可发生习惯性脱位。穿衣动作对肩关节的影响不容忽视。在穿衣或脱衣时，如果过度抬高手臂、手臂发生扭转、过度用力或突然用力，均可能使肩关节受到冲击，导致脱位。如果出现肩部不适或疑似肩关节脱位的症状，应及时就医检查和治疗。

问题 40. 肩袖修补术后为什么“手麻”?

答：肩袖手术因术中体位特殊，患者很难坚持，所以一般肩关节手术多采取全身麻醉的方式，但全身麻醉后患者手术部位疼痛明显，故在行全身麻醉的同时，多数手术医生也会要求麻醉师在患者患侧颈部或腋下给予局部臂丛神经阻滞麻醉，确保在术中和术后一段时间内保持良好的镇静、镇痛效果。所以肩袖修补术后患者返回病房时，会发现手术侧上肢是麻木的，这是局部给予神经阻滞麻醉未恢复的原因。一般情况下，臂丛神经阻滞的常用药物为罗哌卡因，其作用持久，对于多数患者，术后 6 ～ 10 小时仍可发挥镇痛作用。这期间，患者会感觉手术患侧麻木感逐渐减轻。但过了这个时间段后如果仍感觉一个或几个手指麻木，就需要由医生评估是否有神经损伤的发生。

问题 41. 肩关节镜手术后“姿势不对”也会引起疼痛吗?

答：肩关节镜手术是一种常见的外科手术，用于治疗各种肩关节疾病，如骨折、脱位、关节炎。肩关节镜手术之后，为了使术侧的肩关节得到充分休息和保护，促进愈合和恢复功能，手术医生会要求患者在患侧佩戴支具。支具不仅能起到保护作用，还能使手术部位保持在正常的功能位置。一旦术后佩戴姿势不正确，就有可能导致肩关节手术部位受到牵拉，而引起术后疼痛、关节僵硬或其他严重的并发症。

问题 42. 为什么肩关节手术要全身麻醉?

答：运动医学手术的麻醉方式大致可以分为 3 类。第一类是神经阻滞，这种麻醉方式一般只能麻醉某一个关节，镇痛效果较其他方式差，肩关节手术需要长时间摆放固定体位来进行手术，对于患者来说没有舒适性，并且肩关节后方并不是臂丛神经的支配区域，臂丛阻滞麻醉不充分会造成术中疼痛。第二类是椎管内麻醉，就是俗称的“腰麻”，麻醉范围为腰椎以下，这种麻醉方式更适用于做下肢手术的患者。第三类麻醉方式为全身麻醉，这种麻醉方式更适应手术医生的需求，患者也会更加舒适，在手术过程中没有痛苦感及不适感。所以在做肩关节手术的时候，一般选择的麻醉方式是全身麻醉 + 臂丛神经阻滞（局部麻醉）。

问题 43. “网球肘”都是打网球引起的吗？

答：不一定。“网球肘”又称肱骨外上髁炎。它之所以叫“网球肘”，是因网球运动员患这种病的比例比较大。“网球肘”可以由打网球造成，也可由其他工作造成，如家庭主妇家务劳动较多，木匠、车工等经常用前臂来进行一些运动，这些人都有可能患“网球肘”。

问题 44. 什么是腱鞘炎？

答：肌腱长期过度摩擦，即可发生肌腱和腱鞘的损伤性炎症，引起肿胀，称为腱鞘炎。若不治疗，便有可能发展成永久性活动不便。腱鞘炎除了会有局部疼痛、压痛，还有其他 3 种典型症状：弹响（手腕活动时，会有咔咔的响声）、疼痛（手腕或拇指活动时出现疼痛）、包块（拇指有鼓包，伴有压痛）。自测动作：将拇指攥在手心，向小指侧手腕轻轻下压，如果手腕处疼痛明显，则有可能为桡骨颈手腕腱鞘炎。如果出现这种情况，可以让手腕充分休息，避免过度使用，注意手指、手腕的正确姿势，当出现疼痛时，可以做些温和的手腕旋转运动。长期使用鼠标的人群，可使用有手腕支撑功能的鼠标垫，不过也要及时就医，在专业医师的指导下佩戴护腕。

问题 45. 腱鞘炎能复原吗？

答：“鼠标手”即腕管综合征，由于正中神经在腕管受到压迫，导致指端产生麻木不适感，通常表现为手的拇指、示指、中指疼痛、麻木。腱鞘炎的病因与长期慢性劳损有关，如手指长时间快速活动、长期用力活动等，导致腱鞘健康受损，表现为手腕的拇指侧疼痛。疼痛时可减少手部使用，加强休息，配合理疗、按摩、口服抗炎镇痛药，或者局部注射皮质腺固醇类药物等来缓解症状。

问题 46. 肩关节术后体温升高要立即服用退热药吗？

答：手术后早期体温升高是机体的一种免疫反应，即为术后吸收热，一般不超过 38 摄氏度时，可多饮水，注意休息，用冰袋或者温水擦浴等物理降温的方法，同时观察伤口周围是否有红肿、渗出等表现；当体温超过 38.5 摄氏度时，可遵医嘱给予服用泰诺林等退热药，同时需要查血常规、红细胞沉降率、C 反应蛋白等来综合判断是否存在伤口感染风险。

问题 47. 全身麻醉术后会“变傻”吗？

答：全身麻醉不会“变傻”。麻醉恢复期因体内麻醉药物未完全代谢，可出现表情淡漠、反应迟钝的表现，随着药物代谢完毕，大脑功能和神经中枢系统会恢复正常。只要全身麻醉手术过程中不存在重要脏器特别是脑缺氧的情况，一般就不会影响智力。

问题 48. 手术后体温升高就提示术后感染了吗?

答：体温升高不一定提示感染。术后体温的上升一般和手术的大小、手术时长有关，通常术后 3 ~ 7 天体温降至正常。手术后吸收热是因为术后局部出血、组织与器官损伤，在无感染的情况下，坏死组织分解产物被机体逐步吸收，引起正常发热，是机体修复的正常反应。术后吸收热通常不超过 38.5 摄氏度，并且会逐步下降，如果发热持续不退，且有持续升高趋势，切口局部疼痛加重，并有红肿热痛的临床表现，白细胞总数明显增高，排除非手术因素，可考虑为因术后切口感染而产生的发热。

问题 49. 冰敷为什么要用 1∶1 的冰水混合物?

答：术后冰敷通常将冰块和水以 1∶1 的比例混合放在密封良好的塑料袋中，直接冰敷于皮肤表面。由于 1∶1 的冰水混合物温度稳定在 0 摄氏度，不会像纯冰块的温度过低，对组织造成冻伤，也不会像纯冰水的温度不稳定、短时间内升高，可以更好地达到冰敷的目的。同时，纯冰块的冰袋不能完全贴合冰敷部位，冷热不均，且对于疼痛敏感者，坚硬的冰块压迫可能加重伤口部位疼痛，因此建议使用 1∶1 的冰水混合物进行冰敷。

髋关节疾病

问题 50. 髋关节镜术后多久能脚踩地行走?

答：髋关节镜术是一种微创手术，手术后恢复时间相对较短。一般来说，为了预防下肢血栓、促进血液循环和患侧尽快康复，手术后第 1 天即可扶拐或使用助行器，患肢在无痛范围内脚不踩地或部分踩地行走，行走时间不宜过长，早期只完成去厕所等日常生活。下地活动时患侧脚能否踩地，与所做手术具体方式有关，每位患者需根据自身具体情况，在医生和康复师的指导下逐渐增加活动量，逐渐过渡到脱拐完全正常行走。在手术后的 1 个月内，患者应避免剧烈运动或长时间站立或行走，以免加重患肢的负担，影响手术效果。

问题 51. 髋关节术后如何正确佩戴髋关节支具?

答：不是所有髋关节术后患者都需要佩戴支具，主刀医生会根据患者的生理解剖和手术方式，与患者沟通是否需要佩戴支具。①髋关节支具佩戴的位置：上方腰带放在骨盆位置（大转子处），不要放在腰部，下方固定在患侧膝关节髌骨上 5 厘米。②佩戴髋关节支具的作用：防止髋关节外旋和后伸位。③髋关节支具需要佩戴时间：需要佩戴 2 个月左右，睡觉时必须佩戴，上厕所和吃饭或坐位时可以不佩戴。

问题 52. 不能“跷二郎腿”也是一种疾病吗？

答：不能“跷二郎腿”，可能提示臀肌挛缩症。臀肌挛缩症是由于臀部肌肉及筋膜发生纤维化挛缩引起的病症，继发髋关节内收、内旋功能障碍，进而表现出特有的步态及体征。轻症臀肌挛缩患者跷不了二郎腿，且膝屈髋时有弹响；中度患者走路“外八”，两腿分开才能蹲下；重症患者步态像企鹅，蹲下后双膝仍并不拢。

踝关节疾病

问题 53. 崴脚了怎么办？

答：崴脚即踝关节扭伤，首先要明确踝关节扭伤的分级。Ⅰ级：表现为踝关节无肿胀、略疼痛。Ⅱ级：踝关节红肿、疼痛明显并伴有行走时加重。Ⅲ级：踝关节出现严重肿胀、剧烈疼痛并无法负重行走。如果踝关节扭伤是Ⅰ级，可以先观察，如果是Ⅱ级或者Ⅲ级，则需要就医。当崴脚时，要怎样做呢？①冰敷：可以收缩血管，减少出血，从而减轻关节的肿胀与疼痛。②休息：扭伤后受伤的关节要充分休息，禁止负重行走，下地要拄拐。③保护：可以选择用木板、护踝固定，防止二次受伤。④加压包扎：目的是减少组织肿胀和出血，不过要注意的是不可包扎过紧，以免引起组织坏死。⑤患肢抬高：伤处抬高于心脏水平以促进血液回流和减轻肿胀。

问题 54. 崴脚后脚踝不肿，可以继续运动吗？

答：不建议继续运动。韧带是一种软组织，它的表面有丰富的血管和神经，因此，韧带断裂的同时，血管也会破裂出血，多数情况下，崴脚以后踝关节会肿胀和疼痛。但是踝关节周围又有很多韧带和肌肉，崴脚有时只会损伤一部分韧带，所以轻度的扭伤可能并不会引起踝关节肿胀，并且还可以继续走路，但是过多的活动让撕裂的韧带不能对合在一起，从而错过了韧带自我修复的最佳时机。如果韧带没有完全愈合，关节就变得松弛，所以就会经常崴脚。这时候应该做的是减少活动并且进行冰敷，冰敷可以收缩血管，减少出血，从而减轻关节肿胀与疼痛。

问题 55. 崴脚后应冰敷还是热敷？

答：崴脚后小血管破裂引起内出血和渗出，造成局部肿胀疼痛。24 小时内尽早采用冷敷，使局部损伤的小血管收缩，减少出血和组织液渗出，减轻局部炎症反应，达到减轻早期肿胀的目的。冷敷可以降低感觉神经敏感性，从而缓解疼痛。

问题 56. “打石膏”后需要注意什么？

答：石膏未完全风干前，移动应用手掌平托，不能用手指抓捏，以免造成石膏凹陷而压迫皮肤。待石膏硬固后，可搬动患肢，搬动时用手掌平托，轻拿轻放，防止石膏折断或变形。

积极观察石膏固定处的受压情况，如有局部明显压痛，及时请医生查看是否需要调整石膏位置，避免造成石膏下皮肤长时间压迫，出现损伤。如石膏固定部位或远端出现疼痛明显加重甚至剧烈疼痛，肢体远端麻木或者皮肤颜色发白、发紫，皮肤温度变凉，也要积极寻求医生的帮助，防止由于固定过紧造成血液循环障碍。石膏固定后并不是完全不能活动，而是要尽早进行功能锻炼，如活动脚趾、抬腿、弯曲膝关节等关节活动，避免因长时间制动导致下肢血栓发生。

康复医学科篇

肩关节置换术后

问题 1. 肩关节置换术后支具佩戴有什么注意事项？

答：①位置：肩关节处于外展中立位。术后体位直接影响睡眠质量，体位不当会引起肩关节疼痛，因此术后的体位尤为重要。平躺时手术侧给予垫高，垫在上臂下面，不应将肩关节和支具垫高。②佩戴时间：一般为 6 ～ 10 周，6 周之内 24 小时佩戴，6 周之后间断去除支具，10 周之后情况良好则可停止使用支具。③松紧度：以肩关节处于外展中立位，不过紧，也不会感到肩关节下坠感为宜。

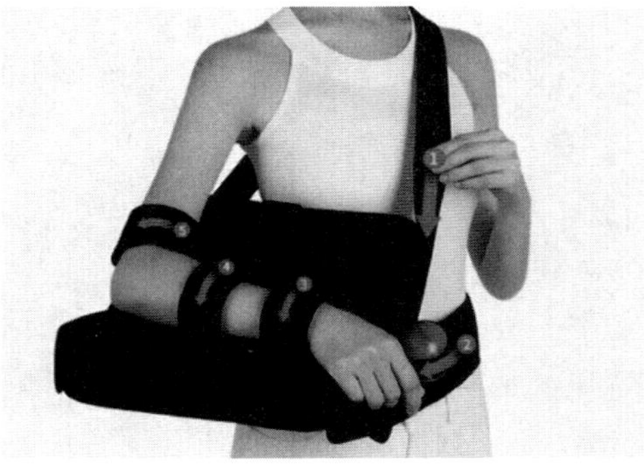

肩关节外展中立位（正面）

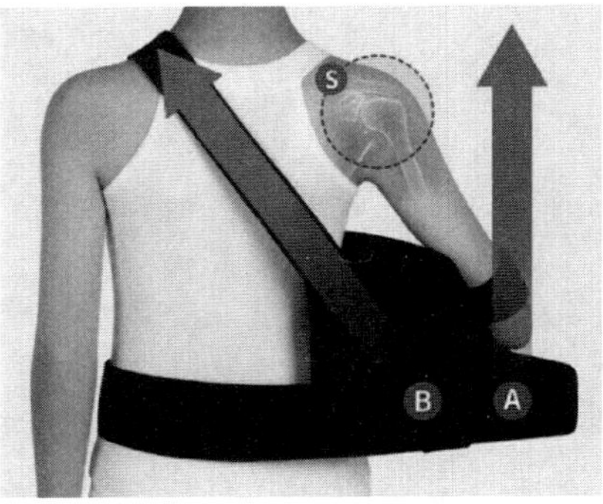

肩关节外展中立位（背面）

问题 2. 出院后，肩关节手术部位疼痛怎么办？

答：①药物治疗：使用非甾体类抗炎药（塞来昔布胶囊、双氯芬酸二乙胺即扶他林等）、阿片类药物缓解疼痛。②物理治疗：拆线前建议使用冰敷，冰敷最好使用冰、水（1∶1）混合物，冰敷每次 15 ～ 20 分钟，时间不宜过长或过短，至少间隔 1 ～ 2 小时，隔着毛巾，注意观察局部皮肤有无发紫、麻木及冻伤。③心理治疗：通过心理疏导、放松训练等方法缓解疼痛。④生活方式调整：保持良好的作息、饮食习惯，避免过度劳累，以减轻疼痛。

问题 3. 肩关节置换术后进行康复训练有哪些注意事项？

答：①训练中出现疼痛为正常现象，若训练结束后半小时疼痛缓解，则不会造成损伤。

②关节的肿胀、发热为正常现象，可以通过冰敷缓解，若关节肿胀严重或体温持续高热，则应停止训练，及时复诊。③康复原则：循序渐进，切勿心急，在康复过程中不可擅自增加训练时间或强度，或者在康复医师指导下进行康复锻炼。

问题 4. 肩关节置换术后需要进行锻炼吗？

答：肩关节置换术后一定要早期进行功能训练，不训练会出现肩关节粘连、关节活动度受限等后果，术后积极康复训练可增加关节活动度、增加肌肉力量。很多人认为肩关节置换术后不需要进行康复，以为过早活动会使手术切口裂开或影响手术部位愈合，手术成功就是治疗的结束；加上患者害怕疼痛，出现轻度疼痛即停止训练。因此，应向患者说明康复训练的重要性，帮助患者树立信心，积极进行科学的康复训练，促进术后功能的快速恢复。

问题 5. 肩关节置换术后睡眠不好怎么办？

答：首先要保持良好的睡眠环境，环境要安静、舒适，温湿度适宜；其次，肩膀不要落空，术后平躺时患侧上肢垫高，垫于上臂下；最后，不能压迫手术部位，睡觉的时候不要压迫术侧肩膀，避免患肩过度劳累，避免长时间保持同一姿势。保持良好的心态，放松心情，避免焦虑和紧张，有利于改善睡眠。

膝关节韧带重建术后

问题 6. 膝关节韧带重建术后肿胀、疼痛怎么办？

答：正确冰敷可有效降低疼痛程度。冰块加水的方法，成本低廉、效果好，建议广泛使用。冰块和水以 1∶1 的比例混合放在冰袋中，向外挤出空气，使冰袋最大程度地贴合关节位置。避免用从冰箱拿出的冰块直接冰敷，以免冻伤或引起伤口周围血管过度收缩，影响伤口愈合。每次冰敷时间为 15 ～ 20 分钟，时间不宜过长或过短，每次至少间隔 1 ～ 2 小时。隔着毛巾进行冰敷，注意观察局部皮肤有无发紫、麻木及冻伤。患处皮肤有伤口，冰敷时需要防止水漏出，污染伤口。除了冰敷，还可以进行康复物理治疗如红光照射、电刺激治疗、超声药物导入治疗，均可有效地缓解疼痛。

问题 7. 韧带重建术后怎样做直腿抬高练习？

答：直腿抬高练习可增加下肢肌力，将腿抬高后保持 10 秒，缓慢放松，休息 10 秒，之后再抬起，如此反复，10 次 / 组，2 组 / 日。随着患肢肌力增加，可以进行连续直腿抬高练习，抬起、下落为 1 次，10 ～ 30 次 / 小组，休息 10 ～ 20 秒，4 ～ 6 小组 / 大组，2 大组 / 日。抬起的高度以训练后能够引起适度疲劳为宜，如向前直抬腿，推荐抬起至下肢与床面的夹角约为 30 度为宜。训练要注意动作节律，匀速抬起，在顶点维持 3 ～ 5 秒，之后缓慢下落，越慢越好，在最低位置不停留，即刻抬起，进行下一次练习。

问题 8. 前交叉韧带重建术后支具需要佩戴多久?

答：佩戴支具可维持膝关节的稳定，有利于骨隧道的闭合，加强重建韧带的稳定性，通常需佩戴 4 ～ 6 周。在这期间，骨隧道已基本愈合，其力量足够维持前交叉韧带的稳定。第 1 个月，建议 24 小时佩戴，睡觉时间也是需要佩戴支具的。佩戴 1 个月后，患者在睡觉和休息时可不佩戴支具，步行时仍需要佩戴。术后 3 ～ 6 个月方可去除。术后 7 个月逐渐恢复运动。

膝关节置换术后

问题 9. 膝关节置换术后出现低热是因为伤口感染吗?

答：术后吸收热是由于术中组织被损伤、出血造成的术后无菌坏死物质吸收，引起的非感染发热，属于生理性变化。体温一般在 38 摄氏度以下，3 ～ 4 天后可降至正常范围。每日温差波动小于 1 摄氏度。吸收热通常发生在手术后第 1 ～ 2 周期间，多表现为中度热（腋温中等热度：37.6 ～ 38.5 摄氏度）。临床对其无需特殊处理，一般采取物理方式进行降温处理，并不需要抗感染治疗。

问题 10. 膝关节置换术后发生血栓了怎么办?

答：发现下肢深静脉血栓形成，首先抬高患肢，卧床休息，禁止患者及家属自行锻炼活动，以减少血栓脱落的风险。治疗持续 10 天，复查患肢深静脉血管彩超。血栓消失，开始正常的康复锻炼，下地活动锻炼。观察患者皮肤是否发红，皮温是否正常，有无疼痛、肿胀、触及条索感。发现肌间静脉血栓，无需卧床休息，可以适当下床活动，避免剧烈活动、用力挤压、按摩患肢等情况。

问题 11. 膝关节置换术后使用助行器有什么注意事项?

答：患者双手撑住助行器，身体站立，目视前方，先向前移动助行器，然后移动健腿，再移患腿，弯曲膝关节并带动小腿向前行走，逐步增加步行距离。同时加强患肢平衡运动训练，尝试正常的步态练习和下蹲练习，让患者上、下楼梯，上楼时健侧先上，下楼时患侧先下，等患者适应后逐渐减少对助行器的依靠。还要增强康复的信心，对急于求成者要掌握

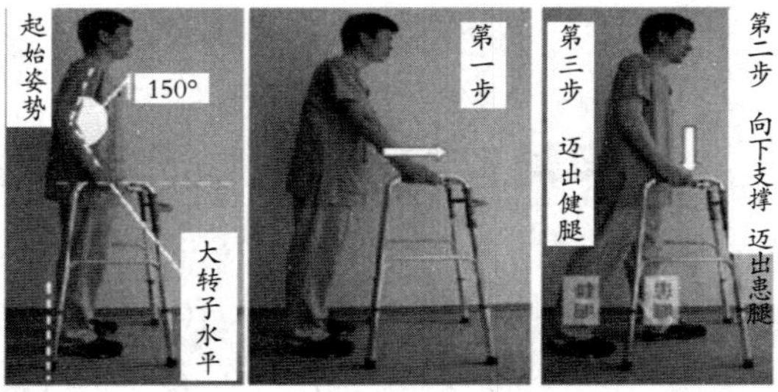

合理的锻炼方法，相对限制每日练习的次数，循序渐进、量力而行。

髋关节置换术后

问题 12. 髋关节置换术后应如何使用冰敷?

答：①选用冰水混合物最佳，冰块和水以 1∶1 的比例混合放在冰袋中，向外挤出空气，使冰袋最大程度地贴合关节位置。避免用从冰箱拿出的冰块直接冰敷，以免冻伤或引起伤口周围血管过度收缩，影响伤口愈合。②每次冰敷时间 15 ～ 20 分钟，时间不宜过长或过短，每次间至少间隔 1 ～ 2 小时。③隔着毛巾进行冰敷，注意观察局部皮肤有无发紫、麻木及冻伤。

问题 13. 髋关节置换术后多久复查?

答：髋关节置换术后复查时间是术后 2 周、6 周和 3 个月。①术后 2 周主要是查看伤口，根据情况决定是否需要再开具抗炎镇痛的药物，再查看患者的功能恢复情况。②术后 6 周是第二阶段和第三阶段的关键节点，非常重要，主要查看关节功能恢复的情况。③术后 3 个月，关节的功能状态基本稳定，骨质愈合，一般通过拍摄 X 线片查看假体的位置，再做总体的功能评价。

问题 14. 髋关节置换术后进食什么比较好?

答：髋关节置换术后伤口愈合的快慢与饮食情况息息相关。①增加蛋白质及胶原蛋白，能促进伤口愈合，减少感染机会。含蛋白质丰富的食物有各种瘦肉、牛奶、蛋类等。②维生素 A 能够逆转皮质类固醇对伤口愈合的抑制作用，促进伤口愈合。它主要存在于鱼油、胡萝卜、番茄等食物中。③维生素 C 可以促进胶原蛋白的合成，促使伤口愈合，它主要存在于各种蔬菜、水果中。

问题 15. 髋关节置换术后怎样上下车?

答：选择座位比较高的商务车，上下车时先用双手撑住座位，再移动身体。注意保持身体和大腿整体移动，不要扭转身体。系好安全带，把靠背向后摇，保持髋关节屈曲角度在 90 度以上。另外，开车要注意，如果是左侧关节置换，术后 1 个月左右即可开车，保持髋关节屈曲角度在 90 度以上；如果是右侧关节置换，术后 2 ～ 3 个月方可开车，要把座椅前移，让腘窝有座椅的支撑。

问题 16. 髋关节置换术后不能做哪些动作?

答：①避免做髋关节屈曲超过 90 度的动作（如坐太低的凳子、座椅、沙发以及下蹲等），髋关节活动角度过大，容易引起髋关节脱位。②避免内收超过身体中线（如跷二郎腿、两腿交叉）。③避免手术侧卧位，建议仰卧位或非手术侧在下的卧位，注意侧卧时要在两腿间放枕头，保持双下肢外展位。④避免跑步、踢球、打球等剧烈运动，或过度爬楼梯。⑤避免长时间坐、站立、行走，以及避免在明显疼痛下进行治疗性训练和功能性活动等。在坚持康复训练的前提下，术后至少 3 个月内都禁止做这些动作。

颈椎术后

问题 17. 如何判断是否患有颈椎病？

答：如果出现以下几点症状，可能患有颈椎病，建议就医进一步检查。①肢体的某一部位发生像触电一样的放射痛，是神经根型颈椎病的典型表现。如果同时伴有头晕、恶心、视物旋转等症状，则往往伴有椎动脉型颈椎病。②手指麻木，特别是两边手指都出现了麻木时，可能是脊髓重要结构受到了压迫。③做 10 秒手指屈伸的试验，手攥拳，然后完全伸开，10 秒钟做 20 次以上为正常。④两只脚沿同一条线走，而脊髓型颈椎病患者不能沿直线行走。

问题 18. 生活中应该如何预防颈椎病？

答：①平视时颈椎所受压力小，随着头部向前屈曲，颈椎受力不断增加。生活中，避免长时间低头，每低头 30 ～ 60 分钟，应进行适当的颈部活动。②睡眠时使用合适的枕头，过高或过低都会使颈椎处于变形状态，使颈椎受力不均，易导致颈椎病。③避免急刹车等造成颈部剧烈屈伸的急性损伤行为。④避免颈部冲冷水或受凉，否则会使局部血管收缩，不利于颈部健康。⑤避免伏案书写、侧身歪斜地看书、趴在桌子上睡觉等会造成颈椎压力大、颈部肌肉僵硬的姿势。

问题 19. 颈椎术后康复运动中的注意事项有哪些？

答：①医疗体操应由医生确定动作姿势和运动量，坚持长期做操以保证疗效。②运动缓慢进行，幅度逐步加大，避免一开始即进行快速、过猛的运动。③有头晕症状或颈椎骨刺增生明显则应慎重进行。④康复训练中的禁忌证：颈椎病术后 3 个月内者；血压不稳，舒张压＞ 90 毫米汞柱或收缩压＜ 90 毫米汞柱，并有自觉症状者；心功能不全伴心源性哮喘、呼吸困难者；发热、体温高于 38 摄氏度；静息状态下，脉搏＞ 120 次 / 分或心绞痛发作者；体质特别虚弱者；近期曾发作心肌梗死者。

问题 20. 颈椎术后颈托怎么佩戴？有什么注意事项？

答：佩戴方法：扶住患者头部，协助患者轴向翻身至侧卧位，为患者佩戴颈托后片，协助患者轴向翻身为平卧位，为患者佩戴颈托前片，颈托前片边缘压住后片，扣好尼龙搭扣，检查颈托松紧度，以可伸入 1 指为宜。注意事项：佩戴及摘除颈托时应保持卧位，翻身时应轴向翻身；如患者的喉结较大，可在颈托前片喉结处垫一块纱布，以防止压伤皮肤；佩戴颈托期间，不宜双肩同时负重，应以直立行走为主，避免强行扭转颈部，避免跌倒摔伤。

问题 21. 出院后进行自我清洁间歇导尿有哪些注意事项？

答：通常间隔 4 小时导尿一次，每次尿量在 300 ～ 500 毫升，导尿前尝试自行排尿。了解自主排尿能力，导尿时有大出血应及时就医，少量出血观察即可；每天记录导尿量，当导尿量一次大于 500 毫升时，应缩短两次导尿的间隔时间，小于 300 毫升时延长两次导尿的间隔时间；如果突然出现高热、下腹痛，可能发生了尿路感染，应及时到医院进行处理。

问题 22. 居家患者每天清洁间歇导尿次数如何制定？

答：患者拔除尿管后不能排尿，间歇导尿时间设定为每 4 ～ 6 小时一次，每日不宜超过 6 次，导尿的时间可根据患者的饮水情况灵活安排，如患者在室内饮水期间尿液产生较多，可缩短导尿间隔时间，若患者外出时间较长，为了免于导尿，也可通过减少饮水来延长导尿间隔时间。一般控制每次导出的尿量在小于 500 毫升。当患者自行排尿，也要通过导尿来测量排尿后的残余尿量，随着残余尿量的减少，可逐步延长导尿间隔时间。每次残余尿量＜ 100 毫升，连续 3 次，可停止间歇导尿。

问题 23. 间歇导尿的优点有哪些？

答：①避免残余尿量过多，过多的残余尿量可使细菌大量繁殖，同时还可引起膀胱内压增高，从而导致尿液反流，甚至发展为尿脓毒血症。②避免长期留置导尿管对尿道产生压迫，引起尿道上皮缺血缺氧性坏死，降低其对细菌的防御能力。③重建膀胱的排尿反射，导尿前嘱患者进行排尿动作，有利于恢复排尿反射及排尿的规律性，使膀胱处于接近正常的状态。

胸椎术后

问题 24. 胸椎术后患者康复期怎么进食？

答：术后早期，患者食欲及胃肠功能均降低，饮食原则应以促进胃肠蠕动为主。卧床治疗的患者少食易产气和引起腹胀的食物，如豆浆、黄豆、牛奶。饮食以清淡为主，多吃蔬菜、水果、瘦肉、蛋类、面食，禁食酸辣、躁热、油腻食物。逐渐过渡后，饮食上由清淡转为适当的高营养补充，以满足骨痂生长的需要，如骨头汤、田七煲鸡、鱼类、动物肝，补充更多的维生素 A、D 及钙、蛋白质，适当补充维生素 C，促进伤口愈合。

问题 25. 胸椎术后患者如何正确进行呼吸功能锻炼?

答：胸椎术后患者可以自行进行呼吸功能锻炼，其中包括很多种锻炼方法，如腹式呼吸法、缩唇呼气法、吹气球法、扩胸运动法。推荐患者多进行腹式呼吸和缩唇呼吸等呼吸训练方法，简单且有效。对于卧床患者，可以进行腹式呼吸锻炼。其操作非常简单，腹式呼吸是吸气鼓腹，呼气腹部凹下。可每天进行练习，每次做 5 ～ 15 分钟，每次训练以 5 ～ 7 次为宜，呼吸要深长而缓慢，尽量用鼻而不用口。

问题 26. 胸椎术后上肢康复方法有哪些?

答：患者在进行上肢康复活动时，可以卧床或站立位，站立时需要佩戴好支具后，方可进行活动。活动过程中，保持腰部、胸部处于直立位。患者可以进行双上肢训练，包括伸屈指、掌、腕关节活动及主动肌肉收缩活动等。肩部及上肢的活动度练习，包括上臂外展、外旋，用手摸自己的头后部；以及平板支撑，以加强核心肌群锻炼，做不到位者，也可以做双膝支撑改良版。

问题 27. 胸椎术后发生疼痛怎么办?

答：术后早期疼痛是正常现象。因手术会对局部的肌肉、筋膜、韧带等软组织造成一定的损伤，而愈合需要时间。疼痛会在术后 3 ～ 4 周基本消失。可以根据自己的疼痛严重程度适量服用镇痛药。早期镇痛药有多种形式，包括镇痛泵、静脉输液、肌内注射、皮肤外贴和口服等。若休息时疼痛，但翻身时出现疼痛时，则需根据翻身时的疼痛程度决定是否用镇痛药。当疼痛感比较轻微，原则上应尽早停用镇痛药。

问题 28. 胸椎术后居家活动的注意事项有哪些?

答：患者居家活动时，要注意伤口，不可剧烈活动，造成伤口开裂，一旦开裂，需及时就医。下地前佩戴支具 3 个月。忌坐矮凳、沙发，不提重物，不弯腰，捡拾物品时屈髋、屈膝，保持腰部直立。在家中坚持锻炼，包括腰背部训练等，需半年以上；双下肢常规训练，如踝泵训练，即踝关节用力翘起绷直，预防深静脉血栓；屈膝训练，即双下肢交替屈伸；直腿抬高训练，即仰卧、侧卧、俯卧各方向直腿抬高。

腰椎术后

问题 29. 腰椎术后注意事项有哪些?

答：①如有金属内固定，术后 3 天，患者可佩戴腰围或支具坐起、下地活动。注意避免腰部过度活动或外伤，日常活动需要佩戴腰围。患者均应避免双手持拎重物及过度活动。②术后 3 ～ 6 周，逐步减少腰围佩戴时间，开展腰背肌训练，避免疲劳及重体力劳动。③伤口护理：伤口需要用敷料保护，伤口周围需要消毒后固定，拆线后 1 天内不要碰水，避免感染。④充分休息，尽量睡在硬板床上，避免剧烈运动和繁重的体力劳动。

问题 30. 腰椎术后怎么佩戴腰围？有什么注意事项？

答：①位置：根据体型选择合适的腰围，一般上至肋弓，下至髂嵴下，松紧适宜，应保持腰部良好的生理曲线。②手术后患者佩戴时间为 1 个半月到 3 个月，最长不能超过 3 个月。③注意事项：卧床时不需要佩戴腰围，坐、站及行走需要佩戴腰围，腰围松紧度以侧边能伸进 2 指为宜。不要使用过窄、过短的腰围，以免腰椎过度前凸和腹部过紧。佩戴腰围也不宜过紧，以免使腹部压力增大。如果腰部疼痛症状明显减轻，腰背肌力量恢复良好，尽早去除腰围。

问题 31. 腰椎术后疼痛怎么办？

答：①药物治疗：非甾体类抗炎镇痛药（塞来昔布胶囊即西乐葆、扶他林、依托考昔）、神经营养药甲钴胺片（弥可保）、药膏外用贴敷（消痛贴膏等）、激素类药物（甲泼尼龙、地塞米松等）、脱水剂（甘露醇、七叶皂苷钠）、其他抗骨质疏松药（骨化三醇、钙尔奇、阿仑膦酸钠等）。②物理因子治疗：红外线照射治疗（加速伤口愈合，减轻疼痛）、超声药物导入治疗（抗炎、止疼）、微电脑疼痛治疗（术后伤口痛、骨骼肌肉系统疼痛、神经性疼痛、关节炎等止痛）。

问题 32. 多做哪些运动有利于腰椎修复？

答：①踝泵训练：全范围、缓慢，用力的踝关节反复屈伸运动，勾脚、尖绷脚尖。②股四头肌直腿抬高：膝关节尽量伸直，抬至足跟距离床面 20 厘米，坚持 5 ～ 10 秒休息，间隔 15 秒，防止神经根粘连。③主动直腿抬高：仰卧位，双下肢伸直，足背屈，将腿缓慢抬起，与床面呈 70 度，注意膝关节要伸直。④小燕飞式：俯卧，两下肢及上肢伸直并连头同步抬起 3 ～ 5 秒。⑤五点支撑：仰卧，两下肢伸直，两脚后跟、两肘及头后部着地，尽力挺胸 3 ～ 5 秒。

问题 33. 腰椎术后如何提取重物？

答：术后 6 个月提取重物时，首先尽量站近重物，蹲下，保持腰部垂直（切记不要弯腰），然后握紧重物，收腹，双腿用力，最后提起重物，伸髋、膝直到身体直立。整个过程要保持腰部垂直，背肌协同收缩，如果要改变方向，不要扭动身体，避免旋转，应该利用双脚的转动。提取重物不超过 10 千克，久坐和刚起床时不宜搬重物。

问题 34. 腰椎术后有哪些日常生活注意事项？

答：①避免久坐，若需久坐，可使用高背座椅且坐姿端正。久站要经常换脚，或利用踏脚凳调整重心，不宜长时间同一姿势。②平躺时脊椎所受的压力最小。应选用木板床，使腰部自然伸直，膝下垫一个枕头。③打喷嚏、咳嗽时，将膝盖、髋关节稍微弯曲，避免腰椎受伤。④日常生活中注意保护腰部，避免取重物，避免急速前弯及旋转。⑤避免身体过重，减重 5 ~ 10 千克可有效地减轻腰痛。⑥避免风寒、潮湿，夏天要注意避免直接吹冷风。

肩袖损伤术后

问题 35. 肩关节没有受伤，为什么还会肩袖损伤?

答：①如摔倒时用手撑地、手臂外侧抵挡撞击，则可出现肩袖损伤。②随着年龄增长，老年人的肩袖组织可发生老化、蜕变，提拉重物、过度活动甚至轻微受力都可导致肩袖损伤。③搬运工作等重体力劳动者、专业运动员等长期过度用肩，反复撞击、磨损，造成了慢性肩袖损伤。

问题 36. 如何判断得了肩周炎还是肩袖损伤?

答：①肩部疼痛：损伤较轻的患者起初疼痛不明显，随着时间推移逐渐加重，疼痛可逐渐剧烈；严重肩袖损伤的患者在受伤后即出现剧烈疼痛。主要是肩前外侧痛。②肩关节部位肿胀：严重的肩袖损伤可因局部肌肉软组织损伤而出现出血，从而导致肩关节局部肿胀。③肩关节活动受限：最常见的是肩关节外展受限。部分患者在日常生活中可感到不适，甚至无法进行梳头、手臂举过头顶等动作。有以上症状，说明发生了肩袖损伤。

问题 37. 肩袖损伤术后有什么注意事项?

答：治疗过程中，即使效果满意、疼痛减轻，也应注意休养患肩，不得突然发力或过度用力，否则会再发肩袖损伤，甚至加重损伤。术后在医生指导下开展肩关节康复训练，主要训练内容包括关节活动、力量训练等。康复过程中避免过度使用肩关节，做运动时应注意间断休息等。合理搭配膳食，保证营养充足。保持健康体重，适当运动，加强锻炼。

问题 38. 肩袖损伤术后多久能恢复?

答：肩袖损伤术后的恢复需要一个过程，一般来讲，多数肩袖损伤术后 1 个月到 1 个半月需要采用适当的悬吊外展固定，1 个半月后才主动积极地进行一些康复训练。第一阶段：术后 6 周内在医生帮助下进行被动活动度训练；第二阶段：术后 6 周时开展主动活动度锻炼；第三阶段：术后 12 周在医生指导下进行肩关节肌肉力量训练，一般手术半年左右基本完全无痛，大多数患者手术后 1 年肩关节功能可以达到完全恢复。

问题 39. 如何保护肩关节？

答：①养成良好的肩关节保护意识，避免撞击、摔倒、过度负重等情况发生。②从事或爱好游泳、举重、排球运动等需反复使肩关节极度外展的运动时，要注意日常活动及运动前积极进行准备活动与锻炼，同时保证正确的运动、发力姿势及技巧，做好自身保护。③对于老年人或已有肩袖损伤者，应避免提重物、需肩部猛然发力的运动，注意防摔，防止肩关节受到撞击等。

骨质疏松

问题 40. 为什么会得骨质疏松？

答：骨质疏松是一种以骨量减低、骨组织微结构损坏，导致骨脆性增加、易发生骨折为特征的全身性骨病。2001 年，美国国立卫生研究院指出骨质疏松是以骨强度下降和骨折风险增加为特征的骨骼疾病。分为原发性骨质疏松和继发性骨质疏松。原发性骨质疏松包括绝经后骨质疏松（Ⅰ型）、老年骨质疏松（Ⅱ型）和特发性骨质疏松（包括青少年型）。继发性骨质疏松指由任何影响骨代谢疾病和（或）药物及其他明确病因导致的骨质疏松。

问题 41. 骨质疏松有什么表现？

答：①疼痛：腰背痛是原发性骨质疏松的最常见症状，也会出现全身骨骼如髋、膝、腕关节疼痛。②身高变矮：骨质疏松后，松质骨内的骨小梁数量减少，其结构和强度减弱，椎体边缘的皮质骨变薄。在身体重力的压迫下，椎体逐渐发生短缩、变形。③骨折：是严重的并发症，骨质疏松时，骨内出现许多孔隙，呈现中空疏松的现象，使骨的力学强度降低，导致骨的结构和功能改变。即使没有明显的外力作用，也可能骨折，脊柱、髋部、腕部最常见。

问题 42. 得了骨质疏松应怎么补钙？

答：每日钙摄入量：成人 800 毫克，儿童 600 毫克，绝经后妇女和老年人 1000 ～ 1500 毫克。①使用时间：口服钙制剂可清晨和临睡前各服用 1 次。每日 3 次，需餐后 1 ～ 1.5 小时服用，含钙剂量高的制剂，可每晚睡前服用。②多晒太阳：紫外线能够参与制造维生素 D，运动能促进维生素 D 的吸收。③多吃含钙食品：如乳制品、豆类、鱼虾、干果、海带、木耳、芝麻酱以及绿色蔬菜等。④专科门诊随访：到骨质疏松门诊进行相关检验检查，医生制定用药方案，安全补钙。

问题 43. 回家以后有什么注意事项?

答：通过改变不良的生活方式来预防和缓解骨质疏松的发生和发展。每天运动半小时左右，根据自身的身体状况，适当选择散步、快走、慢跑、游泳、体操等，这些运动可以有效刺激成骨细胞，让骨质适应相应的运动强度。老年人要做到戒烟、戒酒、多运动、合理膳食、均衡营养，并保持正确的姿势。比如要下蹲拿取地上物品，不弯腰扫地，洗脸时可以双膝关节弯曲，坐椅子时腰背部挺直等。

问题 44. 怎么喝牛奶才能补钙?

答：牛奶中含有丰富的钙、镁等矿物质以及维生素 D、乳糖，在体内能被消化合成酪蛋白磷酸肽，促进钙的吸收，同时又能补充人体流失的钙质，起到防治骨质疏松的作用。牛奶能满足人体的一些营养需求，对人体而言十分重要。牛奶可以补钙，那么怎么喝牛奶才能更好地补钙呢？可以选择在早上喝牛奶，可搭配面包等食物进行食用。需要注意的是，不要空腹饮用牛奶及将牛奶煮沸、烧开，不要在饮用牛奶不久后服药或是服药不久后饮用牛奶等。

脑卒中后康复

问题 45. 脑梗死后如何科学康复?

答：①抓住康复的黄金时间，脑梗死发病早期就开始介入康复。24 小时后根据功能障碍评定情况。②开展康复护理、良肢位摆放、关节活动度训练、逐渐体位转移离床训练、吞咽管理等，并且要持之以恒。③康复训练要专业，在专业医生指导下，制定行之有效的训练方案。④康复训练要循序渐进，不能太过心急，强度不宜过大，不能过度劳累。⑤训练过程中做好保护措施，避免因意外中断康复，错过最佳康复时间。⑥康复过程中要定期复查，专业医生会评估运动能力，及时调整训练方案，并制定出下一阶段康复训练计划。脑梗死患者积极治疗，专业康复训练，同时也要预防脑梗死再次发作。

问题 46. 脑梗死后手部肿胀、疼痛的原因是什么?

答：脑梗死后会导致肢体偏瘫，使患侧肢体血液循环变差，活动量减少，导致血液淤滞，就会引起手肿；脑梗死患者在治疗期间，进行静脉输液，可能会有部分液体外渗，容易渗透到皮下组织，就可出现手肿，所以不要在患侧肢体输液；脑梗死患者手肿还可能与营养因素有关，患者卧床时间久，食欲差，能量供应不足，容易引起低蛋白血症，就会导致手肿。根据手肿的不同原因，要进行相应的治疗。

问题 47. 脑梗死后出现手肿该怎么办?

答：①主动与被动运动在肌肉收缩、舒张过程中提供了良好的“泵”作用，打破“疼痛—制动—活动障碍”的恶性循环。②用冷热水交替浸泡，准备 40 ~ 50 摄氏度的温水和 5 ~ 10 摄氏度的冷水，浸泡于温水 2 ~ 3 分钟、冷水 1 ~ 2 分钟，反复进行 5 ~ 10 次，最后以热水浴结束。③体位摆放就是将患肢抬高，加速血液回流，减轻水肿。④压迫性向心缠绕，用一条直径 1 ~ 2 毫米的线绳由远端向近端缠绕拇指及其他四指，直到腕关节上，多次进行。

问题 48. 脑梗死后为什么会出现肩部疼痛?

答：脑梗死患者肩关节周围肌肉肌力下降、肌张力异常以及上肢重力的牵拉等可导致肱骨头从肩胛盂向下不完全脱出，称为肩关节半脱位。发生原因有：肩周肌肉无力，肱骨头无法被“压”在关节窝内，从而向下移位。肩关节周围肌肉力量及肌张力不协调。脑梗死早期患者处于弛缓性瘫痪期，肩关节周围肌群肌张力下降，无法抵抗向下的重力。早期对患侧肢体进行拉拽、直立时上肢缺少支撑、不正规的体位转移方法及姿势摆放等均可造成患侧肩关节脱位。

问题 49. 脑出血患者的良肢位应该怎样摆放?

答：①仰卧位，在头下放置软枕，肩胛部位垫一略高于躯体的枕头，臀部下方和大腿外侧放一支撑枕。②患侧卧位，患侧肩向前伸，肩关节前屈，肘关节伸展，手心向上，患侧下肢伸展，膝关节轻度屈曲。③健侧卧位，在患者胸前垫一软枕，患侧上肢，充分前伸，肩关节前屈约 100 度，患侧上肢下方垫一高枕，下肢垫放一长枕，髋关节和膝关节保持屈曲位。

问题 50. 脑出血前的征兆有哪些?

答：①出现头晕、头痛，主要表现为眩晕，通常还会伴有恶心、耳鸣等症状。②偏身肢体无力和麻木。③出现一过性的语言障碍，突然间不知道用什么语言表达自己的想法，或突然感觉言语费力。④出现舌根发硬症状，吞咽会有轻微的不适。⑤突然出现视物黑矇。⑥握力下降，无法持物。⑦突然记忆力下降。⑧白天嗜睡或不定时入睡。⑨在喝水或者吃东西的时候出现呛咳的症状。

普外科篇

甲状腺术

问题 1. 甲状腺结节都需要手术吗？

答：甲状腺结节是否需要手术要根据结节的性质和症状来决定。如果结节被确诊为恶性或者良性结节出现症状影响甲状腺功能，就需要手术治疗。如果良性结节没有症状且不影响甲状腺功能，可以定期随访观察，不需要手术治疗。

问题 2. 甲状腺术后需要拆线吗？

答：绝大多数甲状腺术患者用的是可吸收缝合线，术后不用拆线处理。但因个人体质或其他原因无法使用可吸收缝合线时，则会选择普通的不可吸收缝合线进行缝合，需要等到甲状腺术后 5 ～ 7 天由医生进行拆线。

问题 3. 甲状腺术后需要定期复查吗？多久复查一次？

答：甲状腺术后需要进行定期复查。术后复查的目的是评估手术效果、监测甲状腺功能、发现并处理术后并发症以及评估患者的生活质量。具体的复查时间和频率应该根据患者的具体情况和医生的建议来确定。第一次复诊时间，通常是在甲状腺术后 1 ～ 2 周，包括检查伤口愈合情况、甲状腺功能、血钙水平等指标。之后的复查时间间隔可以根据患者的具体情况而定，一般为 3 ～ 6 个月一次。如果患者出现任何不适或异常情况，应及时就医复查。

问题 4. 甲状腺术后为什么会有手脚麻木的情况？

答：甲状腺术后出现手脚麻木的情况，主要是因为手术切除甲状旁腺或损伤甲状旁腺供血血管，导致甲状旁腺激素水平降低，造成低钙血症。表现为面颊、口唇或手脚发麻，甚至出现抽搐、膈肌痉挛等症状，严重时可能危及患者生命。

问题 5. 甲状腺术后患者为什么会出现饮水呛咳？

答：甲状腺术后患者出现饮水呛咳，可能与全麻手术气管插管和术中牵拉喉上神经导致神经损伤有关。气管插管时可以刺激喉黏膜水肿，导致饮水呛咳。喉上神经分布于喉黏膜上，喉上神经损伤则喉部黏膜感觉受损，引起饮水呛咳。一般情况下，饮水呛咳等症状会随着时间的推移逐渐缓解，但对于严重的神经损伤，可能需要进一步的治疗和康复训练。

问题 6. 甲状腺术后患者饮食上需要注意什么？

答： 甲状腺术后患者的饮食应以清淡、易消化、营养丰富为原则。避免食用刺激性食物，以免刺激伤口，延缓伤口愈合。可以多吃富含维生素和矿物质的食物，如新鲜蔬菜、水果、全谷类食物等，以促进身体的康复。控制钠盐摄入，避免水肿和高血压等并发症的发生。可以适量补充蛋白质，以促进伤口愈合和体力恢复。

问题 7. 甲状腺术后患者能吃含碘食物吗？

答： 碘是合成甲状腺激素的重要元素之一。甲状腺术后患者需要摄入适量的碘来维持正常的甲状腺功能。但是，如果摄入过多的碘，可能会导致甲状腺肿大或甲状腺结节等疾病的发生。所以，甲状腺术后患者需要定期复查甲状腺功能，根据医生的建议及时调整饮食和药物。

问题 8. 甲状腺全切术后为什么要服用左甲状腺素钠片？

答： 甲状腺全切术后需要服用左甲状腺素钠片，也称优甲乐，主要是为了补充甲状腺激素。因为甲状腺被完全切除，甲状腺的功能就会丧失，无法合成足量的甲状腺激素，所以需要通过服用优甲乐来补充。优甲乐的主要成分是左甲状腺素钠，服用后可以补充体内的甲状腺激素，帮助维持正常的生理功能。

问题 9. 甲状腺术后都得服用左甲状腺素钠片吗？

答： 甲状腺术后是否需要服用左甲状腺素钠片（优甲乐），主要取决于手术类型。如果因甲状腺良性疾病行甲状腺单侧腺叶切除术，术后可暂不服用优甲乐，根据术后复查结果决定是否用药。如因良性疾病行甲状腺大部切除术，剩余的甲状腺组织不能满足生理需要，则术后应口服优甲乐。如因恶性疾病行手术，无论行单侧还是双侧腺叶切除，术后均需口服优甲乐，目的是抑制促甲状腺激素的水平以控制甲状腺癌复发。凡是术后口服优甲乐，均需定期复查甲状腺功能以调整用药量。

问题 10. 甲状腺全切术后长期服用左甲状腺素钠片，需要注意什么？

答： 甲状腺全切术后需要长期服用左甲状腺素钠片（优甲乐），注意严格遵守医生的建议服药，不可随意更改剂量或停药。注意优甲乐需要空腹服用，通常是在早餐前 1 小时，用温水送服。避免与其他药物同时使用，特别是含有钙、铁、锌等含矿物质及降低心率的药物，如碳酸钙片、酒石酸美托洛尔（倍他乐克）、硝苯地平缓释片等。定期复查甲状腺功能，以监测药物的效果和副作用。注意饮食和生活习惯，避免高脂肪、高胆固醇食物，尽量少吃辛辣刺激性食物。同时，保持良好的作息和心情，避免过度劳累和情绪波动。如果出现任何不适症状，如心悸、手抖、失眠等，需要及时就医，以排除药物过敏或其他不良反应。

问题 11. 左甲状腺素钠片剂量如何控制？

答：一般来说，成年人如果被诊断为甲状腺功能减退，可以在医生的指导下，初始剂量为 25 ～ 50 微克 / 天，每隔 2 ～ 4 周逐渐增加剂量，直至维持剂量为 100 ～ 200 微克 / 天。对于老年人或有心血管疾病的患者，应从小剂量开始，逐渐增加剂量，并密切关注药物不良反应。对于孕妇或哺乳期妇女，应根据医生的建议进行剂量调整。在服用左甲状腺素钠片（优甲乐）期间，需要定期进行甲状腺功能检查，根据检查结果进行剂量调整，以达到最佳治疗效果。服用优甲乐期间，如有心悸、手抖、多汗、体重明显减轻等甲状腺功能亢进症状或乏力、颜面或四肢水肿、情绪低落等甲状腺功能减退症状，应及时来医院复查。

问题 12. 为什么左甲状腺素钠不能与牛奶、鸡蛋、钙剂同时服用？

答：为确保左甲状腺素钠片（优甲乐）的疗效和安全性，建议在服用优甲乐时不要同时服用牛奶、鸡蛋、钙剂等高蛋白、高钙的食物和药物。牛奶和鸡蛋中的蛋白质和钙含量较高，它们可能会与左甲状腺素结合，形成不易被人体吸收的物质，影响左甲状腺素的吸收和利用，从而降低药物的疗效。如果需要补充蛋白质和钙质，可以在服药后 1 ～ 2 小时再进食或服用其他药物。

问题 13. 甲状腺术后多久可以使用疤痕贴？

答：甲状腺术后使用疤痕贴的时间因人而异，一般是根据手术伤口愈合情况和个人皮肤情况来决定。术后 7 ～ 10 天，手术切口愈合，此时可以开始使用疤痕贴以减少瘢痕的形成。使用过程中，如果出现伤口感染或其他异常情况，应及时就医。

问题 14. 适龄女性甲状腺术后可以正常妊娠吗？

答：适龄女性甲状腺术后可以正常妊娠，但需要根据个人情况和医生的建议来决定。甲状腺术后，如果甲状腺功能受到影响，可能会影响妊娠和胎儿的健康。因此，建议在计划妊娠前，进行甲状腺功能检查，确保甲状腺功能正常。如果需要，医生会建议进行甲状腺激素替代治疗，以维持正常的甲状腺功能。妊娠期间，需要定期进行甲状腺功能检查，并根据医生的建议进行治疗调整。

问题 15. 如果得了甲状旁腺功能亢进症，会发生骨质疏松吗？

答：得了甲状旁腺功能亢进症可能会发生骨质疏松。因为甲状旁腺分泌甲状旁腺激素，甲状旁腺激素有调节钙代谢的功能。当甲状旁腺功能亢进时，甲状旁腺激素分泌增多，使更多的钙从骨骼溶解入血，可表现为骨质疏松，患者常常会感到疼痛，且易发生骨折。

乳腺疾病

问题16. 化疗后手脚麻木，如何预防跌倒意外的发生？

答：化疗导致的手脚麻木、感觉异常会大大增加跌倒、外伤等意外事件发生的风险，因此在日常生活中需注意预防跌倒的发生：①鞋和衣裤的选择。外出和居室内均需选择包住足趾和足跟、具有一定防滑性能的平底鞋，禁止穿高跟鞋、松糕鞋或拖鞋外出；裤子选择长短和肥瘦适中、腰带松紧适度的，防止因裤腿过长、裤脚脱落被绊倒。②居室内采光充足，夜间也要有足够的灯光照明；使用防滑地砖，保持地面平整、干燥；移走居室内可能影响日常活动的障碍物，常用物品放于方便拿取处；上下楼梯、如厕尽可能使用扶手。③镇静催眠药、降糖药、降压药、利尿剂及部分镇痛药均有致跌倒风险，应格外警惕，遵医嘱正确用药。服用催眠药前先排空小便，并将便器放于床旁，服药后即刻卧床休息。④放慢起身、下床的速度，遵循起床三部曲原则，即起床前平卧30秒再慢慢坐起，保持坐姿30秒，然后慢慢站起保持站姿30秒。活动时需有家属陪伴。避免去人多及湿滑的地方；避免走过陡的楼梯或台阶；转身、转头时动作一定要慢。必要时，选择适当的辅助工具，并放在触手可及的地方。

问题17. 化疗后为何会出现手脚麻木？

答：很多化疗药物都具有神经毒性，最常见的如铂类（奥沙利铂等）、紫杉类（紫杉醇、多西他赛等）和植物生物碱类（长春新碱、依托泊苷等），如果需要使用此类药物进行治疗，就很有可能发生化疗致周围神经病变，出现手脚麻木、感觉异常等症状。

问题18. 化疗后出现的手脚麻木，有办法避免和缓解吗？

答：化疗期间，请听从医护人员指导做好相关防护。如化疗日适当增加饮水量（2000～2500毫升/天）；输注具有神经毒性的药物时使用冰手套、冰脚套（输注奥沙利铂的患者不可用冰）或比合适尺码小1码的乳胶手套、脚套包住手足；居家期间可用温水（40～42摄氏度）浸泡手足，适当按摩、揉搓手脚，保持其灵活性等。若已经出现相关不适症状，请及时寻求医生帮助，尽可能控制及延缓相关症状加重。

问题19. 乳腺癌术后还需要做乳房自我检查吗？

答：乳腺癌术后仍有复发的可能，即使是一侧全切后，对侧再发的可能性也高于普通人，因此建议已行乳腺癌切除术的患者仍每个月固定时间进行乳房自检，以便早发现、早治疗，提高治愈率。

问题 20. 怎样进行乳房的自我检查？

答：①看：充分暴露，自然光线下，脱掉上衣，站在镜前，双臂自然下垂，观察双侧乳房的大小和外形是否对称；有无隆起、凹陷或皮肤橘皮样改变；乳房有无红肿或破溃；有无乳头回缩或位置改变等。更换姿势，双手叉腰，双臂上举，以便观察到乳房的正面、侧面以及腋窝。②摸：平卧位，被检查乳房侧的肩下垫软枕，手臂置于头下，使乳房平铺于胸部，更利于检查。右手摸左乳，左手摸右乳；将乳房比作时钟，将示指（食指）、中指和环指（无名指）并拢，用三指指腹紧贴皮肤。从乳房 12 点钟位置开始，由外上象限、外下象限、内下象限、内上象限，向乳头作螺旋状触摸。由外向内，力度适宜，既不能太重也不能太轻，不能用抓捏的方式。最后检查腋窝有无肿块，避免遗漏。同法查另一侧。③挤：拇指、示指和中指呈 C 字形，置于乳晕周围，由乳晕向乳头处挤压，避免直接挤压乳头而堵塞乳管开口，操作时动作轻柔，观察有无液体流出。如有液体流出，观察液体的颜色。

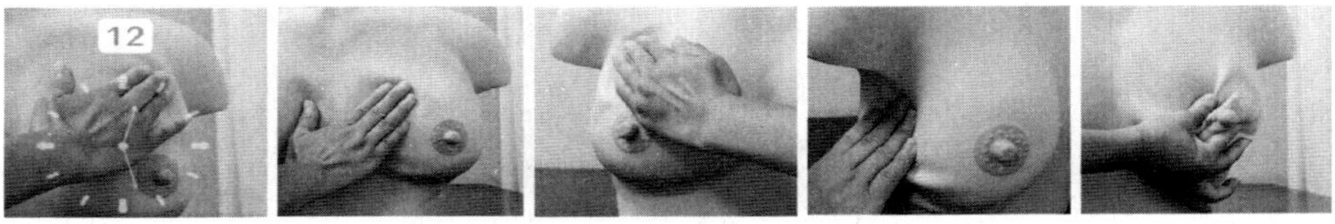

问题 21. 每天都可以进行乳房自我检查吗？

答：未绝经的女性应避开月经前期及月经期，因为此时受激素分泌的影响，会导致乳腺生理性充血、腺泡增生和腺管扩张等组织变化，出现乳房胀痛，容易对检查结果造成影响，所以通常推荐从月经第 1 天数 7 ～ 10 天或月经结束后 2 ～ 3 天进行自检，此时雌激素对乳腺的影响最小，乳腺组织比较柔软，更易触摸到乳房肿块。已绝经的女性或手术切除双侧卵巢的女性，则可在每个月固定时间进行检查。

问题 22. 乳房出现什么情况应及时就医？

答：①乳房皮肤有红肿、破溃、湿疹、凹陷或橘皮样改变等；②乳房的大小、形状改变；③乳头有凹陷或位置改变；④乳房或腋窝摸到肿块；⑤乳头有溢液。

问题 23. 乳房自我检查没有发现问题，就可以不到医院检查了吗？

答：自我检查不能替代专业医疗机构的体格检查和影像学检查，建议 18 ～ 40 岁女性至少每 3 年前往医院接受一次检查；40 岁以上的妇女，最好每年做一次乳腺常规体检。如有以下特征，则为乳腺癌高危人群，建议提前进行筛查，20 ～ 40 岁女性每年 1 次：①有明显的乳腺癌遗传倾向者；②既往有乳腺导管或小叶中、重度不典型增生或小叶原位癌的患者；③既往行胸部放射治疗。筛查手段除了临床体格检查、乳腺超声和 X 线检查之外，还可以应用 MRI 等影像学手段。

问题 24. 乳腺癌术后为何会发生淋巴水肿？

答：在经历乳腺癌术后，很多患者术侧手臂会疼痛、水肿，有的人甚至连手都抬不起来，且多数起病缓慢，不易识别，这就是发生了乳腺癌术后最常见的并发症——淋巴水肿。淋巴水肿是指淋巴液不能自由流动，集聚在淋巴管，不断增多，就会穿透淋巴管，进入皮下，导致肢体肿胀，形成淋巴水肿。

问题 25. 如何判断患肢淋巴水肿？

答：上肢周径测量法是目前用于乳腺癌术后上肢淋巴水肿诊断的最为直接、常用的方法，采用非弹性软尺测量双上肢周径，患侧和健侧进行对比，测量点通常取虎口、上肢腕横纹、腕横纹上 10 厘米、肘窝和肘窝上 10 厘米、腋下顶部共 6 处。评判标准：①轻度水肿：患侧大于健侧 1 ～ 3 厘米；②中度水肿：患侧大于健侧 3 ～ 5 厘米；③重度水肿：患侧大于健侧 5 厘米以上。

胰腺疾病

问题 26. 胰腺手术后为什么要服用胰酶补充剂？

答：胰腺作为人体最大的消化腺，可以分泌多种消化酶（如淀粉酶、脂肪酶或蛋白酶），来帮助消化蛋白质、脂肪和碳水化合物这三大营养素。当胰腺手术后，胰腺不能产生足够的消化酶时，会引起腹泻、体重减轻等消化不良症状。这时遵医嘱口服胰酶补充剂，可以改善消化不良的症状，促进营养素的吸收，保持健康的体重。

问题 27. 胰腺手术后引流液为什么变得跟“牛奶”一样的颜色了？

答：手术后引流管引出乳白色的液体，是由于手术过程中对淋巴结清扫造成的。淋巴液一般呈清亮液体，在进食油腻高脂食物后，淋巴液就会变成乳白色混浊状液体。因此手术后引流液颜色变成乳白色时，通常需要进食脂肪含量低的食物，如鸡蛋清、面条等。

脾疾病

问题 28. 脾切除术后需要关注什么？

答：脾在左上腹，是人体最大的免疫及淋巴器官，主要参与人体免疫功能，吞噬衰老的血细胞，具有储存血液的作用。如果脾因为疾病被切除，请特别关注以下几点：①警惕感染：由于脾参与人体免疫功能，因此脾切除术后要预防感染的发生。手术后早期尽量避免出入人群密集的场所，外出佩戴口罩，日常注意保暖，预防感冒。②警惕血小板升高：由于脾能吞噬衰老的血细胞，脾切除后衰老的血细胞不能被及时清除，尤其是血小板，从而造成血液中血小板升高。所以术后要定时监测血常规，如果血小板高于 500×10^9/L，建议及时就医，遵医嘱服用抗凝药物或进行其他治疗。③预防血栓的发生：血小板通过黏附、释放、聚集、收缩和吸附等功能维持血管内皮完整并发挥生理性止血作用。切除脾后，由于血小板升高和血液黏稠度增加，特别要注意避免血栓的发生，可以多饮水，进行双下肢的踝泵功能锻炼，注意观察双下肢是否出现肿胀、麻木、疼痛等症状，一旦出现以上表现，减少活动，禁止按摩和热敷下肢，尽快就医。

胆囊胆道疾病

问题 29. 为什么会得胆囊结石？胆囊结石可以自然排出体外吗？

答： 胆囊结石的形成与饮食习惯，合并高脂血症、糖尿病，以及妊娠、气候有较大关系。胆囊排空功能不好时，胆汁在胆囊里长时间沉积，逐渐形成结石。对于胆囊收缩功能下降的患者，胆囊结石是很难自然排出体外的。对于泥沙样结石的患者，如果胆囊收缩功能良好，通过使用利胆药物，部分患者的胆囊结石能够排出进入胆总管，再从胆总管排到肠道后排出体外。但是，也存在胆囊结石排到胆总管后卡在胆管末端导致胆管梗阻，诱发急性胆管炎的风险。

问题 30. 得了胆囊结石，手术前需要做哪些腹部检查？

答： 胆囊结石切除术前，通常需要完善腹部超声、腹部 CT 或磁共振胰胆管成像（MRCP）等检查。腹部超声是胆囊结石诊断的首选方法，通过超声检查可以明确结石的大小、数量、位置。腹部 CT 可以更清晰地显示出胆囊的位置、胆管扩张及周围脏器的情况。磁共振胰胆管成像（MRCP）可以显示整个胆道系统的影像，对胆囊及胆管结石的分布、胆道的狭窄、扩张、占位、解剖异常等情况具有较高的诊断率。

问题 31. 得了胆囊结石，为什么要空腹才能进行检查？

答： 得了胆囊结石后，很多检查都需要空腹进行。空腹做检查主要是为了确保胆囊内有足够的胆汁充盈，以便在检查时更容易发现结石。同时，空腹可以避免胃肠道内食物和气体的干扰，影响胆囊的显示。总之，胆囊结石术前需要空腹做检查是为了确保检查结果的准确性和可靠性，以便医生对患者的病情做出正确的诊断和治疗。

问题 32. 得了胆囊结石需要立即做手术吗？

答：胆囊结石是否需要立即手术取决于结石的大小、数量、位置以及患者的症状和身体状况。无症状的胆囊结石，可以选择观察和保守治疗，定期复查胆囊和胆道的情况。有明显症状，如腹痛、恶心、呕吐等或者结石较大的胆囊结石患者，需要考虑手术治疗。

问题 33. 得了胆囊结石，可以只取出结石，不切除胆囊吗？

答：可以，这种保留胆囊的手术方法称为保胆取石术。相比于胆囊切除术，保胆取石术可以保留胆囊本身，减少手术对患者的影响，但是保胆取石术存在一定的结石复发率。因此，在决定是否进行保胆取石术时，应该综合考虑患者的症状、身体状况以及医生的建议。

问题 34. 什么是脂餐试验？

答：脂餐试验是一种通过摄入高脂肪食物后，在不同时间点进行医学影像学检查，观察胆囊和胆道变化的试验。检查要求患者在空腹的情况下先做上腹部的彩超，测量肝外胆管的内径和胆囊的大小，然后让患者进食 2 个油煎鸡蛋后的 60 分钟、90 分钟再次测量，利用容积变化计算胆囊收缩率。胆囊收缩率 $\geqslant$ 50% 和胆囊壁厚 $\leqslant$ 3mm 为正常；胆囊收缩率降低或胆囊壁增厚，两项指标中任一项不正常，即表示胆囊功能异常。

问题 35. 胆囊切除后，身体是不是就没有胆汁分泌了？

答：不是。胆汁是肝和毛细胆管分泌的。胆囊的主要功能是储存和浓缩胆汁，当进食后，胆囊会收缩并释放胆汁到肠道中，以帮助消化食物。胆囊切除后，肝分泌的胆汁直接排入肠道，当进食高脂饮食时，切除胆囊的患者不能将浓缩的胆汁集中排入肠道帮助消化，患者可能会出现腹胀、腹泻等症状，为了减轻这些症状，医生通常会建议患者在手术后遵循特殊的饮食和生活方式。

问题 36. 为什么内镜取出胆管结石后有的患者鼻部要留一根细细的导管？要留多长时间？

答：通过在十二指肠镜直视下取出胆总管里的结石后，在胆道内留置一根细细的引流管自鼻腔引出，称为内镜下经鼻胆道引流（ENBD）。它具有迅速解除胆道梗阻、降低胆道压力、保持胆汁引流通畅的作用，能有效缓解高热、腹痛、腹胀等症状。留置 ENBD 导管后，医生会根据患者黄疸、引流液颜色、性状、量的变化，引流液的化验值、肝功能以及造影结果来判断何时可拔除 ENBD 管路。

问题 37. 为什么胆囊切除后胆囊区还是会感觉到疼痛?

答：胆囊切除术后，部分患者可能会感受到胆囊区的疼痛或不适。主要与手术创伤、术后炎症或胆道问题有关。手术过程会对胆囊周围组织和神经造成创伤，导致疼痛和不适。胆囊切除后，胆汁会直接从肝进入小肠，可能导致胆道问题，如胆管结石、胆管狭窄，也会引起胆囊区疼痛。

问题 38. 胆囊切除后，胆管还会再形成结石吗?

答：胆囊切除后，胆管仍然有可能再形成结石，这与胆汁成分改变和排泄障碍等因素有关。胆囊切除后，胆汁会直接从肝进入小肠，而不再被胆囊浓缩和储存，增加胆管结石形成的风险。其他因素，如年龄、性别、遗传因素、肥胖也可能增加胆管结石形成的风险。

问题 39. 胆囊切除后可以经常吃肉吗?

答：胆囊切除后仍然可以正常饮食，包括吃肉。但需要注意的是，由于胆囊的功能已经消失，胆汁会直接从肝进入小肠，身体消化脂肪的能力下降，容易发生腹泻、腹胀、消化不良等。所以建议饮食适量，选择低脂肪的肉类，如鸡肉、鱼肉、瘦肉，避免高脂肪的肉类，如猪肉、牛肉。多吃蔬菜、水果、全谷类食物等，保持均衡的饮食。烹饪方式选择蒸、煮、烤等，避免油炸和煎炒等高脂肪的烹饪方式。

问题 40. 如何预防胆囊结石反复发生?

答：预防胆囊结石反复发生需要做到以下几点：①合理饮食：避免暴饮暴食，尽量少吃高脂、高胆固醇的食物，如油炸食品、动物内脏、肥肉。多吃新鲜蔬菜、水果，有助于减少胆囊内胆固醇的沉积，降低结石的形成风险。同时，要尽量戒烟、限酒，烟草和大量乙醇都会增加胆囊结石的形成风险。②适量运动：建议每天至少进行半小时的有氧运动，如跑步、游泳、骑自行车。③控制体重：肥胖是胆囊结石的危险因素之一，要注意控制体重，保持适宜的体重指数。④定期检查：定期进行体检，排除胆囊疾病，也是预防胆囊结石的一种有效方式。

问题 41. 胆囊切除后需要经常复查吗?

答：胆囊切除后，通常需要定期进行复查。一般来说，手术后第 1 年，建议每 3 个月复查一次；手术后第 2 年，建议每半年复查一次；手术后第 3 年，建议每年复查一次，以确保手术后的恢复情况。如果在手术后出现腹痛、发热、黄疸等症状，需要及时去医院检查，明确病因后进行针对性治疗。复查的内容主要包括肝功能、腹部彩超、血常规等。如果术后 3 年复查结果均正常，则一般建议从第 4 年起每年复查一次即可。

问题 42. 出院时引流管还没拔除，回家后需要注意什么?

答：留置引流管期间，定期更换引流袋，并确保操作过程的无菌性，应定期进行消毒，保证引流管的清洁与干爽，避免出现引流管的感染。避免剧烈运动，注意保持引流管管道通畅，防止脱出。注意观察引流液的颜色和量，如果发现异常情况，应及时告知医生。饮食方面，建议吃一些清淡、易消化的食物，如小米粥、山药粥、蛋汤、纯牛奶，及时补充身体所需的营养。

问题 43. 为什么胆管也能形成结石?

答：胆管结石是指在胆管内形成的结石，主要由胆固醇、胆色素和钙盐等物质组成。导致胆管结石形成的原因有胆囊疾病、胆道感染、胆道狭窄、遗传因素、饮食习惯、其他因素（如肥胖、糖尿病、肝硬化）。常见症状包括黄疸、腹痛、发热等。

问题 44. 反复发生胆管结石，医生说是因为胆管狭窄，胆管狭窄是怎么回事? 是天生的吗?

答：胆管狭窄是指胆管内径变窄，导致胆汁排出受阻，可引起胆绞痛。尤其是胆囊结石较小时，易进入胆道，导致胆管梗阻且反复发作。胆管狭窄并非都是天生的，引起胆管狭窄的常见原因包括胆管结石、胆管肿瘤、胆道感染、胆道手术或损伤等。

问题 45. 为什么会发生胆道感染?

答：胆道感染的发生可能由多种因素引起。其中，细菌感染是一个重要的原因。平时饮食不卫生或经常暴饮暴食、食用辛辣刺激性的食物等，很容易导致细菌侵入胆道，引起胆道感染。此外，胆道结石、胆道狭窄、胆道肿瘤等疾病也可能导致胆道感染。

问题 46. 发生了胆道感染是不是服用抗菌药即可?

答：胆道感染依据临床表现分为轻度、中度和重度。轻度胆管炎可以使用抗菌药治疗。中度和重度胆管炎病情较为严重，进展迅速，可危及患者生命，单纯使用抗菌药效果不佳，必须尽早行胆道减压治疗。

问题 47. 不做手术能取出胆管里的结石吗?

答：随着内镜技术的不断发展，部分胆管结石可以不做手术，通过经皮肝穿刺胆道镜取石或者内镜技术将结石取出。对于胆总管下段结石，可以采取经内镜逆行胰胆管造影（ERCP）取石。内镜技术具有创伤小、恢复快、住院时间短、可重复性、疗效肯定等优点。能否通过非手术方式取出胆管内的结石，需要根据患者的具体情况和医生的建议进行判断。

问题 48. 胆道术后为什么要留置 T 管回家?

答：胆道术后留置 T 管回家的原因主要有以下 3 点。①支撑胆道：在胆道手术后，T 管可以起到支撑胆道的作用，防止术后胆囊管出现局部狭窄的情况。②引流胆汁：术后放置 T 管能够将胆汁顺利地引流到体外，缓解胆道局部的压力，特别是消除患者的黄疸，减轻肝损害。③便于检查和治疗：在术后治疗和复查时，可以通过 T 管注入造影剂，对胆道系统进行观察，对于术后还有残留胆管结石或者胆道炎症的患者，可以经 T 管进行胆道镜取石或胆道冲洗。

问题 49. 胆道术后 T 管需要留置多长时间才能拔除?

答：T 管留置的时间，需根据患者身体体质和恢复情况决定，一般来说是 4 ～ 8 周，在拔除 T 管前，患者应听从医生的指导，做好相关的准备工作。

阑　尾　炎

问题 50. 阑尾切除后对身体有影响吗?

答：阑尾切除后对身体通常没有影响。目前认为阑尾是人体发育过程中退化的一个器官，成年以后阑尾的功能基本上就丧失了，阑尾切除之后，不会影响机体健康。

问题 51. 阑尾切除术后多久才能恢复健康?

答：阑尾切除术后恢复健康的时间因人而异，通常在术后 2 ～ 4 周。在阑尾切除术后，患者需要注意休息和饮食，避免剧烈运动和重体力劳动，以免影响伤口愈合和身体恢复。同时，患者还需要按照医生的建议进行复查和随访，以确保身体的恢复。

疝　气

问题 52. 为什么咳嗽时腹部会隆起一个包块?

答：咳嗽时，腹压增大，冲击腹壁的薄弱部位，会使局部脏器如肠管或大网膜通过薄弱部位被咳嗽等运动挤压出体外，形成一个包块，称为疝。常见的疝包括腹股沟疝、脐疝、股疝和切口疝等。疝的形成与腹壁肌肉和筋膜的松弛、腹腔内压力增加、腹壁缺损等因素有关。疝一般需要手术治疗，以避免发生并发症，如肠管卡压造成肠梗阻、肠坏死等。

问题 53. 做了疝修补术后还会复发吗？如何预防疝复发？

答：疝修补术后，有一定比例的患者可能会出现疝复发的情况。预防疝复发的方法主要包括：①避免过度用力：避免长时间站立、提重物、咳嗽等过度用力的行为，以减少腹腔内压力。②控制体重：肥胖是疝发生的一个重要因素，因此需要控制体重，避免过度肥胖。③合理饮食：饮食要清淡、易消化，避免暴饮暴食和过度饮酒，以减轻胃肠道负担。④避免便秘：便秘会增加腹腔内压力，容易导致疝复发，因此需要保持正常的排便习惯。⑤注意姿势：长时间保持一个姿势不动容易导致腹壁肌肉疲劳和松弛，增加疝复发的风险，因此需要经常改变姿势，活动身体。⑥定期复查：术后需要定期复查，及时发现并处理疝复发的情况。

问题 54. 腹股沟疝手术后还能健身锻炼吗？

答：一般来说，腹股沟疝手术后需要一定的恢复时间，在这期间患者需要注意避免剧烈运动和重体力活动，以免导致腹腔内的压力增大，引起腹股沟疝的复发。因此，在手术后 3 个月内，患者一般不可以进行健身锻炼。3 个月后，患者可以逐渐加大运动量，进行适当的锻炼，但需要根据医生的建议进行。在恢复期间，患者可以进行一些轻度的活动，如散步、慢跑，以促进身体恢复。

胃　癌

问题 55. 胃癌的症状有哪些？

答：①典型症状：早期患者常无症状，少数患者表现为饱胀不适、消化不良等。中期患者常表现为上腹疼痛、贫血、厌食。晚期患者症状加剧，可出现呕血、黑便、恶病质等。②伴随症状：胃癌位置不同，伴随症状不同，如在胃入口处生长的癌肿可引起吞咽困难，生长在胃出口位置的可引起恶心、呕吐。转移到肝会引起右上腹胀痛，转移到腹膜可表现为腹水。

问题 56. 感染了幽门螺杆菌是不是很容易转变为胃癌？

答：幽门螺杆菌可能不是导致胃癌的直接凶手，但它可引起慢性活动性胃炎和萎缩性胃炎，而慢性活动性胃炎和萎缩性胃炎是癌症形成过程的早期阶段。很多研究证实，幽门螺杆菌感染与胃癌之间存在明确关联，这种关联在肠型和弥漫型胃癌中都得到了证实。

问题 57. 得了胃癌后必须马上手术治疗吗？

答：不一定。胃癌应当采取综合治疗的原则，即根据肿瘤的情况，有计划、合理地应用手术、化疗、放疗和生物靶向等治疗手段，达到根治或最大幅度地控制肿瘤、延长患者生存期、改善生活质量的目的。

问题 58. 如何预防早期胃癌?

答：胃癌是一种常见的恶性肿瘤，在我国发病率相对比较高。对于胃癌的预防，通常需要从以下几个方面进行：患了胃病要积极治、及时治；勤分餐、用公筷，预防并根治幽门螺杆菌感染；吃得慢、吃得淡，三餐要定时；戒烟限酒，放宽心；切记不要乱吃伤胃药；必要时定期做胃镜。

问题 59. 胃大部切除术后，胃的体积还会恢复到原来的大小吗?

答：当器官发育完成后，整个胃的胃壁细胞总数是固定的，今后不会增加。因此切除胃的大部分后，胃的体积还会增大，但增大程度有限。

问题 60. 胃大部切除术后，饮食如何恢复?

答：循序渐进，少食多餐。出院时每日 6 餐左右，之后每个月减少 1 餐，术后 3 ～ 6 个月可恢复至术前的 3 ～ 4 餐 / 日，切忌暴饮暴食。干湿分离，固体食物前后 30 分钟左右进食稀质饮食。细嚼慢咽，进餐后不要立即平卧，需要半卧 30 分钟左右，睡前 2 小时不进食。尽量避免过甜、辛辣刺激饮食。

问题 61. 全胃切除术后，饮食能恢复到正常吗?

答：全胃切除术后将食管与小肠进行吻合，重建了消化道，由于失去了胃的消化和储存功能，需要少食多餐，让小肠逐渐适应并替代部分胃的消化功能，需要较长一段时间才能恢复到正常饮食。

问题 62. 全胃切除术后，还能再生出新胃吗?

答：全胃切除，顾名思义就是胃被全部切掉。为了保证患者术后能够正常进食与消化吸收，在全胃切除术后，医生要对患者进行消化道重建。因为胃具有不可再生性，全胃切除后，并不能长出新的胃。但是，经过 3 ～ 6 个月的时间，近段小肠会发生代偿性肥厚扩张，对食物有部分贮存作用。全胃切除后，经过逐渐的饮食恢复，完全可恢复到术前正常饮食。

问题 63. 如何经胃管进行鼻饲?

答：经胃管鼻饲可以通过以下几个步骤进行。鼻饲前保持餐具清洁，每次喂食前检查胃管的置入深度（45 ～ 60 厘米）及有无在口腔盘折，确保胃管位置正确。在注射食物前，要先回抽胃液，以确保胃管通畅，了解胃内残留情况。回抽胃液大于 150 毫升应暂停鼻饲或延迟鼻饲。鼻饲液的温度在 38 ～ 40 摄氏度，现用现配，鼻饲量不超过 200 毫升，避免一次注入过多而导致呕吐，每次间隔不少于 2 小时，每天

5 ～ 6 次。注射器连接胃管紧密，注射速度不可过快，避免引起腹胀。鼻饲时抬高床头 30 度～ 45 度或取坐位、半坐卧位，防止误吸，鼻饲结束半小时后可恢复平卧位。经胃管喂食前后要及时使用注射器向胃管注射温水进行冲洗，避免管路堵塞。

问题 64. 鼻饲时为什么要抬高床头？

答：抬高床头是鼻饲过程中的一个重要步骤，主要是以下原因：①防止误吸：抬高床头可以利用重力帮助防止食物或液体误入气管，从而减少误吸的风险。当床头抬高时，胃内容物会向胃的下部移动，减少了反流到食管和气管的可能性。②促进胃排空：抬高床头可以利用重力帮助胃排空。当床头抬高时，胃内容物会更容易地流向小肠，促进胃排空，减小胃内压力，从而减少胃内容物反流的风险。③改善呼吸功能：抬高床头可以改善呼吸功能。当床头抬高时，膈肌的位置会下降，使肺部有更多的空间扩张，改善通气和氧合。

问题 65. 鼻饲液的温度是多少？可以用微波炉加热吗？

答：鼻饲温度一般应该控制在 38 ～ 40 摄氏度，这个温度与人体的正常体温相近，比较容易被患者接受。如果温度过高或过低，都可能会引起患者的不适感或刺激胃肠道，导致恶心、呕吐等不良反应。因此，在进行鼻饲前，应该将鼻饲液加热至适宜的温度，并使用温度计进行测量，确保鼻饲液的温度符合要求。鼻饲液不可以用微波炉加热，因为微波炉对于加热中的温度无法控制，稍有不慎就会对营养液乳剂成分造成无法挽回的破坏。如果确实需要加热，建议用水或者加热棒外部间接加热，随时关注温度。

问题 66. 开封的鼻饲液怎么保存？

答：鼻饲液的保存方法是现配现用，若一次没有用完，应置于 2 ～ 8 摄氏度冰箱保存，24 小时内使用完毕，用前应仔细检查有无腐败、变质。

问题 67. 带着鼻饲管回家，更换鼻饲管固定贴胶需要注意些什么？

答：在更换前，需要先清洁鼻子和周围的皮肤，确保皮肤干燥且没有油脂或污垢；将新的鼻贴胶布贴在鼻子上，并确保它与鼻子轮廓完全贴合，避免其移动或脱落。采用 3M 胶带 Y 字型或工字型等无张力粘贴胃管于鼻翼部，另一侧 Ω 型固定于脸颊或耳廓。更换频率：建议每 3 天更换一次，如果有问题，可以随时更换。更换时注意观察患者是否存在皮肤过敏现象。

问题 68. 鼻饲过程中为什么会发生恶心、呕吐？

答：鼻饲过程中发生恶心、呕吐，主要与胃管置入位置、鼻饲速度过快、鼻饲量过大等原因有关。

问题 69. 鼻饲过程中如果出现恶心、呕吐怎么办？

答：鼻饲过程中出现恶心、呕吐等不适症状，应该立即停止鼻饲，让患者保持安静，头部稍微向前倾斜，以便排出口腔内的残留物。如果患者持续呕吐或出现其他严重症状，应该及时联系医生进行处理，建议重新评估患者的状况，调整鼻饲方案或采取其他措施。再次鼻饲前，应该检查胃管位置是否正确，调整鼻饲的速度和量，尽量让患者保持放松和舒适的状态，以避免再次出现不适症状。

问题 70. 留置胃管期间可以经口进食吗？

答：留置胃管期间是否可以经口进食需要遵从医嘱，如果医生同意，可以试着经口少量喂食一些糊状食物，如酸奶，如果患者没有出现呛咳，可以自行咽下，再逐渐递增糊状食物量。

问题 71. 鼻饲后腹泻怎么办？

答：鼻饲后腹泻是一种常见的现象，主要是由于鼻饲液对胃肠道的刺激所导致。可以通过调整鼻饲液的配方、减少鼻饲液的量，降低对胃肠道的刺激。也可以在医生的指导下，使用一些药物，如止泻药、抗生素来缓解腹泻症状。

肠道疾病

问题 72. 腹部手术后容易发生肠梗阻吗？

答：腹部手术后存在发生肠梗阻的风险。肠梗阻是指肠道内的气体、液体等无法正常通过，导致腹胀、腹痛、呕吐等症状。在腹部手术后，由于手术操作形成的腹腔内粘连，导致肠腔通畅度不佳，从而引起肠梗阻。此外，如果手术前患者存在肠道疾病或营养不良等情况，也会增加术后发生肠梗阻的风险。

问题 73. 肠梗阻有哪些症状？

答：由于肠道内容物不能通过梗阻部位，出现腹痛、腹胀、呕吐和排便、排气停止。腹痛的性质通常为阵发性绞痛，多位于中腹部，疼痛逐渐加剧，持续数分钟后缓解，间歇期可以完全无痛。呕吐物通常为食物或胃液，梗阻部位越高，呕吐出现越早、越频繁。腹胀的程度与梗阻部位有关，高位肠梗阻腹胀不明显，而低位肠梗阻和结肠梗阻则腹胀明显。

问题 74. 为什么得了肠梗阻要留置胃管？

答：得了肠梗阻，肠道内的气体和液体无法正常排出，导致腹胀和腹痛。留置胃管可以持续将胃肠道内的气体和液体吸出，从而减轻腹胀和腹痛症状，降低肠腔内压力，改善肠壁血液循环，及时解除梗阻，恢复肠道的通畅。

问题 75. 留置胃管期间需要注意什么？

答：留置胃管期间需要妥善固定防止管路脱出，定期用生理盐水冲洗胃管，以保持胃管通畅。留置期间注意预防胃管被压迫或打折。一般情况下，硅胶材质胃管每个月更换一次。

问题 76. 结肠癌的症状有哪些？

答：结肠癌早期多无明显症状，随着病程的发展可出现一系列症状：排便习惯与粪便性状的改变（如排便次数增多、腹泻、便秘等）、腹痛、腹部肿块、肠梗阻和（或）伴有全身症状，如贫血、消瘦、乏力、低热。晚期可出现恶病质。

问题 77. 直肠癌的症状有哪些？

答：直肠癌早期多无明显症状，易被忽视。随着病程的发展，肿瘤增大，发生溃疡或感染，才出现明显症状。直肠刺激症状：产生频繁便意，引起排便习惯改变，便前有肛门下坠、里急后重和排便不尽感。黏液血便：80%～90%出现便血。肠腔狭窄症状：粪便变形、变细，严重时会出现排便困难。

问题 78. 做了肠镜后，就能确诊结直肠癌了吗？

答：可通过肛门镜、乙状结肠镜或纤维结肠镜进行检查。内镜检查报告包括进镜深度、距肛缘距离、肿物大小、形态、局部浸润的范围等，并在直视下获取活组织行病理学检查，是诊断大肠癌最有效、可靠的方法，为结直肠癌诊断的“金标准”。

问题 79. 如何预防结直肠癌？

答：主要是避免诱发因素，应做到戒烟、戒酒，因为烟酒中的亚硝胺属于强致癌物，频繁抽烟、酗酒易导致癌症的发生。饮食上尽量避免食用烧烤、炸鸡等食物，多食用小米、燕麦、香蕉、山楂等高纤维素的食物，有利于提高身体免疫力。适量增强运动，控制体重，可促进肠胃蠕动，帮助排便，有效减少致癌物质与人体接触的时间，从而降低结直肠癌的发生率。日常注意多饮水，保持轻松愉悦的心情。40岁以上的患者最好定期做肠癌筛查。

问题 80. 肠道切除后，会影响消化吸收吗？

答：根据肠道的病变部位不同，在切除肠道后可能会对消化吸收功能产生一定影响，但人的肠道有很强的代偿能力，大多数人经过一段时间的适应，消化吸收功能可以逐渐调节到一种比较稳定的新状态。大肠的主要功能是吸收水分、矿物质和电解质，负责营养吸收的主要是小肠，如果大肠癌浸润小肠，导致 1/3 以上的小肠被切除，就会对人体的消化吸收功能造成一定的影响，这时候可能需要使用静脉营养补充来满足日常营养供应。但对于大部分大肠癌患者，这种情况是不会发生的，术后从流质饮食、半流质饮食逐步过渡到软食及普食，并合理搭配糖、蛋白质、矿物质、维生素等的摄入，补充体内所需的各种营养，食物也能够和以往一样被消化吸收。

问题 81. 直肠癌术后，肛门一定保不住吗？

答：不一定。直肠癌手术能否保肛需要根据直肠肿瘤距肛门的位置而定。以肛门下缘为起点，往上 5 厘米为下段（低位），5 ～ 10 厘米是中段（中位），10 ～ 15 厘米是上段（高位）。如果是高位直肠癌，完全可以保肛。而低位直肠癌，比如距肛缘 5 厘米以下，原则上难以保肛。但近些年，随着新辅助治疗的开展，术前分期在中晚期的直肠癌患者，不立即手术，而是先进行放化疗。经过放化疗以后，肿瘤缩小，那么，即使肿瘤距离肛门边缘小于 5 厘米，也可以进行保肛手术。到底是保肛还是不保肛，需要专业医生从手术技术、肿瘤特点和术后功能恢复 3 个层面进行综合评估。

问题 82. 直肠癌术后没有肛门了，如何排便呢？

答：部分直肠癌患者手术不能保留肛门，术中不仅要切除癌变的直肠，还要切除肛门，尤其离肛门较近的直肠癌。切除肛门后，患者通过肠造口进行排便。

问题 83. 什么是肠造口？

答：肠造口俗称人工肛门，是指通过手术将病变的肠段切除，将一段肠管拉出翻转缝于腹壁，用于解决排泄粪便问题的技术。

问题 84. 造口术后造口袋多久更换一次？

答：一般情况下，冬天每 5 ～ 7 天更换一次，夏天每 3 ～ 5 天更换一次；如果造口袋发生渗漏，需要立即更换。

问题 85. 肠造口术后造口袋一般选择什么时间更换？

答：造口袋更换的时机首选在早晨空腹时，经过了一夜的消化和排空，避免更换时粪便排出；饭前或饭后 2 ～ 4 小时，充分排空肠道后，再进行造口袋更换。如果发生渗漏，需要立即更换。

问题 86. 肠造口术后造口袋粘贴时间是不是越长越好？

答：恰当的更换频率是预防皮肤问题的关键。粘贴时间过长会造成造口底盘撕除困难，粘贴时间过短、频繁撕除，会导致造口周围皮肤并发症。

问题 87. 肠造口术后可以洗澡吗？

答：肠造口术后是可以洗澡的，但是要在术后体力恢复、伤口完全愈合后。造口不是伤口，不用担心沐浴会引起伤口感染，正常情况下，肠管本身有向外蠕动的功能，不用担心水分会通过造口进入身体内。

问题 88. 肠造口术后在饮食上需要注意什么？

答：造口术后在饮食上需要注意“两多四少”。“两多”就是多喝水，每天喝 8 杯水，1500 ～ 2000 毫升；多吃新鲜蔬菜和水果。“四少”即少吃易导致造口堵塞的食物，如高膳食纤维类食物芹菜、玉米、根茎类蔬菜、干果类；少吃易产气的食物，如萝卜、豆类、乳制品、啤酒、碳酸饮料；少吃易产臭味的食物，如洋葱、大蒜、韭菜；少吃易导致腹泻的食物，如牛奶、冷食、辛辣食物。

问题 89. 造口术后患者的日常出行该注意些什么？

答：日常生活中，可以选择散步、慢跑等活动，避免剧烈运动。出行时，随身携带造口护理产品及附件产品。如外出或乘坐飞机，需随身携带比平时多的护理产品；了解当地造口门诊及造口用品购买点；注意饮食卫生。

问题 90. 肿瘤化疗患者若选择 PICC 置管，PICC 可以留置多久？

答：PICC 一般可以留置半年至 1 年。每位患者的情况不一样，留置时间也有所不同，留置时间长短取决于导管的功能状况以及疾病的治疗需求。

问题 91. PICC 在使用期间常见的并发症有哪些？

答：PICC 是一种用于输液、输血、化疗等治疗的中心静脉导管，减少反复穿刺的痛苦，常见的并发症有感染、血栓形成、导管移位或导管脱落、导管阻塞等。

问题 92. 留置 PICC 怎样预防血栓？

答：留置 PICC 期间，预防血栓的发生需要综合考虑患者的具体情况和医生的建议，采取适当的措施。应避免长时间卧床和剧烈运动，多喝水，以降低血液黏稠度。注意饮食调节，保持低盐、低脂、低胆固醇的饮食。同时，保持穿刺部位清洁、干燥，避免感染诱发血栓的形成。可以定期进行血管造影或多普勒超声检查，以确定是否有血栓形成。

问题 93. 留置 PICC 后平时能洗澡吗？应该注意什么？

答：置入 PICC 后，可以洗澡，建议选择淋浴，避免盆浴和泡浴。在淋浴前，可以使用保鲜膜将导管严密包裹，上下用胶布贴紧，沐浴后检查敷料有无浸湿，如有浸湿，应及时请护士给予更换敷料。

问题 94. 留置 PICC 后，会影响置管侧手臂的活动吗？

答：留置 PICC 后，一般不会影响置管侧手臂的活动。日常简单的活动都可以自己完成，如洗脸、刷牙、写字、画画、开车，手臂可以做适当的运动，如握拳、松拳、弯曲、伸展或活动手腕。禁止手臂大范围活动，如扩胸、甩手及外展等动作，不能用置管侧手臂提重物和过度用力，如提取 5 千克以上重物、做引体向上、提举哑铃等。

问题 95. 留置 PICC 后穿脱衣服时需要注意什么？

答：留置 PICC 后，脱衣服时，先脱健侧，再脱置管一侧；穿衣服时，先穿置管的一侧，再穿健侧。建议穿宽松、柔软、棉质的衣物，避免穿可能会摩擦或压迫导管的衣服，如紧身衣或套头衫。

问题 96. PICC 固定贴膜下皮肤瘙痒、发红，怎么办？

答：如果 PICC 穿刺处皮肤又红又痒，应及时由专业人员评估皮肤问题，选择适合的消毒液及无菌敷料覆盖保护。进行局部消毒时，应避开过敏部位，减少对局部皮肤的刺激。局部皮肤瘙痒、红疹明显时，可以在医生指导下使用抗过敏、抗炎药物。

问题 97. PICC 定期换药太麻烦，能不能在家自己换？

答：PICC 属于深静脉置管，自行在家更换可能会导致导管感染、管路阻塞，甚至发生败血症等严重的并发症。为降低导管相关性感染的风险，延长 PICC 导管使用寿命，PICC 的维护必须定期到医院进行，不可以自行在家换药。

问题 98. PICC 穿刺处总有血迹怎么办？

答：PICC 穿刺处总有血迹可能与穿刺部位未完全愈合或患者的凝血功能异常、置管后的肢体反复活动等原因有关。如果持续渗血，建议及时就医，接受医生的检查和治疗。

减　重

问题 99. 什么是肥胖？

答：肥胖是指体内贮积的脂肪量超过理想体重的 20%以上，是一种由遗传因素、环境因素等多种原因相互作用而引起的慢性代谢性疾病。其发生机制为能量摄入超过能量消耗，导致体内脂肪过度蓄积和体重超常。对于单纯性肥胖，目前主要是测量体重指数（BMI）来对身体的肥胖程度进行判断，BMI = 体重（kg）/ 身高 ^{2}（m^2）。

BMI 在 28.0 ～ 32.5 kg/m^2 为轻度肥胖，32.5 ～ 37.5 kg/m^2 为中度肥胖，37.5 ～ 50.0 kg/m^2 为重度肥胖，BMI ≥ 50 kg/m^2 为极重度肥胖。

问题 100. 肥胖的危害有哪些？

答：肥胖不仅体型上不美观，更会严重影响身体健康。肥胖可导致诸多并发症及（或）相关疾病，如糖尿病、心脏病、睡眠呼吸暂停综合征，严重影响健康及寿命。一般来说，肥胖可使预期平均寿命减少 6 ～ 7 年，如果是严重肥胖男性，预期寿命可减少 20 年。

问题 101. 减重有什么益处？

答：谈到减重（减肥），大家的第一反应都是变美、穿衣好看、提升气质，其实，减重的益处远不止这些。减重对于身体健康、心理健康的影响也尤为重要。减重手术不仅可以减轻患者体重，而且可以改善或治愈由于体重增加、肥胖引起的代谢并发症，如高血压、糖尿病、高脂血症、高尿酸血症、多囊卵巢综合征、睡眠呼吸暂停综合征。所以减重可以降低风险，提高代谢，远离“三高”。

问题 102. 所有人都能通过减重手术来减肥吗？

答：减重手术是指通过外科手段减少消化道消化吸收的面积，从而达到降低患者体重的目的。但不是所有肥胖患者都可以通过手术来减重。减重手术适应证与体重指数（BMI）密切相关，对于我国患者来讲，BMI ＞ 32.5 kg/m^2 或者肥胖症患者有两项以上代谢综合征表现（如糖尿病、高血压、高脂血症及脂肪肝），则适合减重手术。男性患者腹围＞ 90 厘米，女性患者腹围＞ 85 厘米，年龄在 16 ～ 60 岁也适合。

问题 103. 减重术后，体重还会反弹吗？

答：内镜袖状胃成形术后留下的胃非常小，只有原来的 1/6 ～ 1/5，患者复胖率是比较低的。术后通常 1 年到 1 年半，体重就会趋于稳定，但胃是有弹性的，如果吃高热量食物和（或）饮用高热量饮品，继续暴饮暴食，摄入过多热量，胃就会被撑大，但不会撑到原来那么大。因此，为了保证比较好的治疗效果以及预防术后反弹，要保持健康的饮食生活习惯及长期自律。

问题 104. 减重术后，还用控制饮食吗？

答：减重术后应注意饮食规律，由流质饮食到半流质饮食，再过渡到普通饮食。进食速度一定要慢，在半小时以上。要少量多餐，细嚼慢咽，每天的饮水量在 1500 ～ 2000 毫升，营养要均衡，避免“三高”（高盐、高糖、高脂）饮食。术后 3 个月内，不宜摄取冰水、咖啡、茶类和酒精类等刺激性饮品。

肛肠疾病

问题105. 痔手术后什么时间排便合适？

答：随时都可以排便。每天规律排便，排便时间控制在3～5分钟之内；不宜长时间或频繁排便，这样不但便意不会减轻，反而会导致肛门肿胀、出血加重。正常每次排便都会有少量出血。如出血较多，可以肛门夹纱布坐10～15分钟，肛门不出血后再坐浴。

问题106. 痔手术后为什么建议规律坐浴？

答：坐浴在缓解疼痛、清洁创面、抗菌、抗炎、消肿、止血、促进创面修复、提高舒适度等方面起到了很大的作用，越来越受到患者青睐。每天4次坐浴，即早、中、晚、睡前；坐浴间隔时间不能过长，尤其中午必须坐浴一次，否则早晚间隔时间长，粪便污染切口，会导致愈合不佳，切口肉芽水肿、增生。坐浴前应先温水冲洗伤口，保证没有残余粪便。坐浴水温40摄氏度左右，坐浴过程中注意水温变化，如水温下降，可停止坐浴，注意水温过热也不利于伤口恢复。坐浴姿势以坐姿或蹲姿均可，选择自己感觉舒适的姿势，如坐浴后出现不适感加重，可调整姿势。坐浴时间建议在10分钟左右，恢复初期如感觉坐浴不适加重，可缩短至5分钟，如不适感缓解，可适当延长时间。

问题107. 平时每天排便2次，还需要服用润肠药吗？

答：每天排便2次是正常的，不用再服用润肠药。每个人的生活习惯不同，排便习惯会有一定的偏差，正常情况下一天排便1次或2次，部分人群也可能会出现两天排便1次的现象，都是正常现象，一般对身体健康不会造成影响。排便次数如果过于频繁，比如每天排便次数超过2次、大便稀，则需要到医院配合医生做粪便常规检查等，根据检查结果明确原因，选择适合的治疗方法。

问题108. 得了痔疮，是不是就不可以进食辛辣食物了？

答：痔手术后3个月以内，一般不建议吃过辣的食物，因为身体还没有完全恢复，如果食用辛辣食物，如辣椒、姜、蒜、胡椒，它们的某些成分能刺激整个消化系统，引起胃肠道不适，引起痔复发。痔手术后3个月，可以少吃一点辣椒，但前提是吃完辣椒大便不会干燥，便后肛门不会有撕裂痛等不适，否则不建议吃辛辣食物。

问题109. 如何预防痔？

答：痔是一种人人都可能患的疾病。如果饮食、排便很规律，对肛门的清洁也比较重视，是可以避免痔疮发作的。第一，从饮食方面，保持规律生活，饮食清淡，饮食结构合理，水果、蔬菜搭配适当。少吃辛辣食物，这类食物进入肠道内，抑制肠蠕动，使食物残渣在肠道内的停留时间过长，水分吸收过多，而导致大便干燥。第二，要养成良好的排便习惯，最好在每日清晨起床后或早饭后定时去排便，形成条件反射，不管是否有大便，都去做排便动作，慢慢就形成了规律。在排便时不要看书、看报，不要久蹲，尽量减少排便时间，一般以 3 ～ 5 分钟为宜，最长不超过 10 分钟。第三，适当运动，注意锻炼身体，特别是对于久坐、久站工作的人来说更重要。第四，注意肛门清洁，便后有条件时要清洗肛门，睡前最好养成清洗肛门的习惯，这样可以防止肛门部的炎症。保持大便通畅及肛门清洁是最关键的，对防止痔发作起决定性的作用。

问题 110. 如何预防肛裂？

答： 要想不让肛裂发作，预防的方法主要是保持大便通畅，防止便秘的发生。做到这一点的关键是养成每天定时排便 1 次的习惯，这个良好的习惯可以保证大便不干不硬，很顺利地排出，不会损伤肛门部的皮肤。如果发生了便秘，不要用力排便，最好应用润肠剂等协助排便，也可以温水坐浴促进排便。

问题 111. 如何预防肛门瘙痒？

答： 发生肛门瘙痒后，要积极查找原因，进行有效的治疗。原发病治好了，瘙痒症状也就自愈了。如果是由全身因素引起的，要积极治疗全身性疾病，局部疾病也要治疗原发病，再配合局部用药。肛门局部用药是为了清洁肛门部皮肤，只有保持清洁、干燥，才能缓解症状。再配合使用一些药膏，坚持用药，不要间断。此外，内裤不要过紧、过硬，不要久坐，尽量使肛门部及会阴部透气。便后要用清水洗肛门或用柔软的卫生纸擦拭肛门。不要用刺激性强的药液清洗会阴部，不要用开水坐浴，避免烫伤皮肤。不要着急、焦虑、过度紧张，不要抓伤肛门皮肤，以免发生感染。

泌尿外科篇

泌尿结石

问题 1. 得了肾结石，一定需要手术治疗吗？

答：肾结石的治疗方式有很多，包括保守治疗、体外冲击波碎石术、经输尿管镜碎石手术、经皮肾镜取石手术以及腹腔镜输尿管切开取石术等，治疗方式的选择要由结石的位置、大小、患者当前的身体情况来决定。如果肾结石的直径＜ 0.6 厘米，没有明显的肾积水表现，身体没有不适，通常不需要进行手术，保守治疗即可。这类患者日常要保持良好的生活习惯，调整饮食结构和饮水习惯，每日保证尿量在 2000 毫升以上，适量增加运动锻炼，辅助使用一些排石、溶石药物，以达到预防结石再生、促进结石排出的目的。同时，也要注意观察身体变化，如果有发热、血尿、排尿不痛快或剧烈疼痛等表现，要尽快就医。所以手术与否应多方判断，择优合适是关键。

问题 2. 肾结石术后还会复发吗？

答：结石形成的因素有很多，比如机体的异常代谢、药物作用、尿路梗阻、泌尿系感染、异物等都会导致结石的新生和再生。所以手术后，在心、肾功能正常的情况下，要注意多喝水，每天保障饮水量在 2500 ～ 3000 毫升，增加尿液的生成和排出，对泌尿系统起到内冲洗的作用，同时也促进小结石的排出。日常坚持合理的饮食和运动习惯，以预防结石的复发。遵医嘱定期复查泌尿系彩超，要记住：没有不适不代表结石没有生长，所以结石生成因素多，生成复发常多见，预防手段有很多，多喝水、定期复查是关键。

问题 3. 肾结石术时置入了一根支架管，能拔除吗？

答：手术放置输尿管支架管的作用主要是充分引流尿液，保持输尿管通畅，利于结石小碎渣的排出，同时起到支撑的作用，以防输尿管粘连、狭窄。输尿管支架管一头一尾的形状像字母“J”，因此也被称为“双 J 管”，它的头端位于肾盂，尾端位于膀胱，整根支架管置于输尿管内。它在体内属于异物，身体活动，它也动，在动的过程中会刺激输尿管、膀胱的某些部位，引起身体不适。通常情况下，输尿管支架管需要在 2 ～ 4 周拔除。在放置输尿管支架管期间，通过多饮水、不憋尿，避免剧烈活动，清淡饮食，保持大便通畅，避免感染和血尿，让身体的不适感降到最低。

问题 4. 结石术后尿中带血，该怎么办？

答：碎石术后，部分患者体内存在炎症、残留结石或本身术前存在感染，再加上手术对黏膜的损伤，术后一段时间内易伴随血尿。同时，术后留置输尿管支架管期间，支架管可能与输尿管黏膜摩擦出血，引起血尿。所以，术后尿中带血是正常的，不用紧张和担心，在术后多饮水，适量活动，注意休息，避免剧烈运动，遵医嘱适当应用抗生素，血尿即可很快消失。若持续出现鲜红色的尿液，像洗肉水一样，休息和饮水均不能减轻尿液的颜色，甚至尿色加重，尤其是伴有明显加重的腰腹部疼痛，则需要尽快就医。“术后血尿很常见，休息饮水对付它，持续加重伴疼痛，加强关注要慎重”。

问题 5. “十个结石八个含钙”，为了预防结石，是不是不能喝牛奶了？

答：饮食钙的含量低于 800 毫克会引起体内负钙平衡，低钙饮食虽然能降低尿钙的排泄，但可能会增加骨质疏松的患病风险，增加尿液中草酸的含量。摄入正常钙含量的饮食，限制动物蛋白和钠盐的摄入，比传统的低钙饮食具有更好的预防含钙结石复发的作用，推荐成人每日钙的摄入量应为 1 ～ 1.2 克。

问题 6. 多饮水能预防结石，到底喝多少水才够呢？

答：无论是哪类结石，最重要的预防方法都是提高水分的摄取量。水能稀释尿液，防止高浓度的盐类及矿物质聚积成结石。合适的饮水量是指每天的尿量达到 2000 毫升以上，这就需要心、肾功能正常的人每天喝 2500 ～ 3000 毫升的水。如果一整天都在烈日下工作，或者大量出汗，饮水量要相应增加，总之，保持足够的尿量是目标。

问题 7. 活动能预防结石，活动时有哪些禁忌？

答：日常增加活动可以减少结石的形成，如散步、跑步、踮脚跳、跳绳。但是一些高强度的活动对于预防结石来说是弊大于利。在高强度的活动时，大量出汗会使尿液生成减少、尿液浓缩，从而导致结石发生率和复发率增加。因此结石高危人群，尤其是多次复发的患者，尽量减少长时间的高强度活动。若必须参加，则要提前增加水的摄入，保证足够的尿量。

问题 8. 何种饮食能减少结石复发？

答：①限制过量动物蛋白质的摄入：高动物蛋白饮食与含钙结石形成有关，推荐每天的动物蛋白质摄入应该控制在 150 克以内，复发性结石患者应不超过 80%。②限制饮食中草酸的摄入：大量摄入含草酸的食物后，尿液中的草酸排泄量会明显增加。草酸钙结石患者尤其是高草酸尿症患者应避免摄入杏仁、花生、甜菜、菠菜、红茶、可可粉、芝麻酱等富含草酸的食物。③限制钠盐的摄入：高钠饮食会增加尿钙的排泄，尿石症的发生率与钠代谢呈正相关，是促进结石形成的危险因素。建议预防尿路结石每日盐的摄入应小于 5 克。④增加水果、蔬菜的摄入：水果、蔬菜中的碱性成分可使尿液 pH 升高，碱化尿液，但要注意水果中草酸盐的浓度。总之，“钠盐、蛋白、草酸限，蔬菜、水果酌情看”。

问题 9. 体外冲击波碎石对身体的影响小吗？

答：体外冲击波碎石是利用冲击波产生的能量，聚焦、传递至结石处，将其击碎、排出体外的治疗方法。它的优点是对身体的损伤程度小，无须住院，但并不适用于所有患者，它有自己的适应证和禁忌证。如结石直径大于 2 厘米、肥胖、尿路感染、尿道梗阻的患者均不适合进行体外冲击波碎石。总之，“体外碎石影响小，适合患者最重要”。

问题 10. 结石术后摄片看到肾里还有结石，这提示手术失败了吗？

答：一般肾内结石分布越集中，体积越小，结石就越容易处理，术后残留结石的可能性就越小。如果结石分布越复杂，体积越大，就不容易清除干净，残留结石的可能性就大，可能需要二次手术。所以，手术过程中医生首先考虑患者安全，其次考虑清石率。术后残留的细小结石可通过大量饮水，增加排尿，在医生的指导下服用排石颗粒，适当增加一些活动将其排出体外。总之，“术后残石莫惊慌，具体清石看情况”。

问题 11. 经皮肾镜碎石术留有体外切口，该怎么办？

答：经皮肾镜碎石术，肾留有切口，直达腰上的切口外口，拔管后建议卧床休息 30 分钟，采取健侧卧位，让切口（腰上的洞）处于最高点。如果切口覆盖的纱布有渗出，及时请医生换药，避免影响切口的愈合。而且术后建议 6 个月内避免手术侧腰部过度用力、牵拉，一旦出现腰部胀痛或严重的血尿，请及时就医。

前列腺疾病

问题 12. 为什么会得良性前列腺增生？

答：良性前列腺增生俗称前列腺肥大，是引起中老年人排尿障碍最为常见的一种良性疾病，具体的发病机制尚不清晰，但能够确定的是年龄增长和有功能的睾丸是发病的必要条件，两者缺一不可。总之，“病因、机制说不清，高龄、睾丸有作用”。

问题 13. 良性前列腺增生术后还会增生吗？

答：手术是切除增生的前列腺组织，而不是整个前列腺，所以只要前列腺组织存在，随着年龄的不断增长，有功能的睾丸不断产生激素，手术后的前列腺还是会增生，不过通常需要很长时间才会出现症状。总之，“手术要切增生腺，余下腺体仍可增”。

问题 14. 前列腺增生治疗不及时会不会癌变？

答：前列腺增生和前列腺癌是发生在一个器官上的两种病变。两者发病位置不同，增生主要以前列腺的内侧腺体增生肥大为主，而癌变发生于前列腺的外周带。目前没有证据表明前列腺增生会导致前列腺的癌变，但是早诊断、早治疗有利于前列腺癌患者的预后。总之，“增生癌变不相关，诊断治疗要了然”。

问题 15. 前列腺特异性抗原（PSA）水平高就是得了前列腺癌吗？

答：PSA 的升高与前列腺疾病有着密切的关系。前列腺的各种检查和手术操作、前列腺增生、前列腺炎、前列腺癌均可引起 PSA 升高，而前列腺癌通常情况下 PSA 升高的程度更高，所以 PSA 水平高并不代表就是得了前列腺癌，只是说明前列腺出了问题。而当 PSA 高出正常范围越多，就代表患前列腺癌的风险越高，所以 PSA 是前列腺癌筛查的一个重要指标，但并不是诊断前列腺癌的绝对依据。想要诊断前列腺癌，还需要进行其他检查。总之，“化验与癌不绝对，数值风险相对谈”。

问题 16. 怀疑前列腺癌，为什么需要做前列腺穿刺？

答：前列腺癌可以通过直肠指诊、前列腺特异性抗原（PSA）筛查发现，超声、磁共振成像等手段辅助诊断，但想要确诊，必须进行前列腺穿刺活检，它也是前列腺癌诊断的“金标准”。这就好比想要知道一颗瓜甜不甜（前列腺是否癌变），可以参考卖瓜人的推销（患者的症状），需要看一看、摸一摸、敲一敲（PSA 筛查、超声检查、磁共振成像等手段），这时有了初步判断，但是真的想要知道瓜口感如何，还得切一块尝尝（穿刺活检的病理检查），而且前列腺穿刺切的不是一块，会根据前面的检查有目的性地进行多点穿刺，确保不遗漏病变组织。总之，“指诊采血筛查做，超声核磁辅助判，穿刺活检方能现良恶”。

问题 17. 得了前列腺癌，是不是一定需要手术治疗？

答：医生会根据肿瘤的临床分期、有无转移、患者的预期寿命、全面的身体评估等最终确定治疗方案。目前，前列腺癌的治疗方法有很多，如等待观察、主动监测、根治性的前列腺切除、内放疗、外放疗、雄激素剥夺治疗、冷冻消融治疗，有时也会根据患者的病情进行多种方式的联合治疗。总之，“治疗方式多重选，手术与否评估看”。

问题 18. 前列腺癌术后为什么尿失禁？

答：尿失禁俗称尿裤子，是由于前列腺根治性切除后患者的尿道外括约肌复合体功能改变，盆底肌结构、支撑结构功能改变，导致控尿障碍，尿液会不受控地流出。这种情况在术后比较常见，大部分会在术后 1 年内逐渐恢复，但具体情况因人而异。有的患者只是轻微漏尿，有的患者却严重失控，有的患者 1 ～ 2 个月能较好地控尿，还有的患者尿失禁可能会持续 1 年多，所以尿失禁的严重程度和持续时间是有个体差异的。

问题 19. 前列腺术后控尿不良怎么办？

答：通常保守治疗就可以。在饮食方面，术后要减少食用膀胱刺激物，如酒、咖啡、茶、辛辣香料。同时，要适度控制液体的摄入，一般建议每天保证喝水 1500 ～ 2000 毫升，并做到舒缓、均匀地喝水，不要猛喝水或是一次喝太多水。养成定时排尿的习惯。可以记录自己的排尿日记（记录 24 小时内饮水量、排尿量，是否出现尿频、尿急或夜尿增多等症状的记录表格）以提供给医生客观数据，从而决定后续的治疗及护理。还要进行盆底肌功能锻炼，准确科学的锻炼能增强尿道括约肌的力量和盆底肌的支撑功能，恢复控尿能力。总之，“术后漏尿莫惊慌，适度控制入水量，饮食远离刺激物，盆底锻炼效果棒”。

问题 20. 据说前列腺植入的粒子有放射性，是不是需要与别人保持距离？

答：粒子植入是指放射性粒子植入治疗技术，是一种前列腺癌的内放射治疗手段，利用放射线的电离辐射作用，直接杀死肿瘤细胞，对周围人有一定的辐射影响，但由于辐射距离小，粒子半衰期短，通常生活接触影响很小，可以忽略。但需要提醒：术后 15 天避免同房，特别注意观察尿液中有无粒子排出，术后 2 个月要避免近距离（30 厘米）接触孕妇和儿童。总之，“日常接触多无妨，孕童特殊多关注”。

问题 21. 前列腺植入粒子后，对身体会有什么影响？

答：植入粒子累计射线剂量可达外放疗的 2 ～ 3 倍，杀死肿瘤的作用力强，但其只对 1.7 厘米的近距离内组织有效，对周围正常组织损伤极小；而且术中根据精准定位，按照肿瘤大小、形态植入肿瘤内部，克服器官移动的影响，避免正常组织损伤。所以粒子植入体内后对身体的影响小，造成皮肤损害、白细胞下降、骨髓抑制等副作用可能性小，但近距离接触的器官如果出现尿道狭窄、尿瘘或直肠排便异常等情况，建议及时就医治疗。总之，粒子起效近距离，身体影响看毗邻。

问题 22. 前列腺癌术后需要忌口吗？

答：建议高蛋白饮食，补充优质蛋白，避免辛辣刺激、高脂饮食。补充维生素，多进食水果，提高免疫力，促进肠蠕动。避免雄激素含量高的食物，如动物内脏、牛肉，降低体内雄激素水平，提高治疗效果。总之，“优质蛋白避辛辣，水果维 C 适量加”。

问题 23. 插尿管很难受，可以不插吗？

答：在医院，很多时候需要插尿管，比如为了精确计量尿量和避免术中损伤膀胱，作为手术患者的术前准备需要插尿管；再比如，为了解决患者排尿不畅的问题，如难治性尿失禁患者，骨折、外伤等需要长时间卧床的患者，以及需要监测尿量或者改善舒适度的临终关怀患者，都需要插尿管，还有一些人需要把尿管带回家。所以尿管在需要的时候必须插，做好带管期间的护理可以将不适感降到最低。

问题 24. 拔除了尿管排尿不通畅，除了插尿管，还能做哪些努力？

答：排尿不畅时，可以先做一些努力诱导自行排尿。包括行为诱导，在病情和体力允许的情况下，更换体位，平躺改为侧卧，或者坐起、站起，保持环境的隐密；还有声音的诱导，口哨或流水声有利于排尿；也可以适当按摩和热敷腹部，减轻神经、肌肉的紧张，提高自行排尿的成功率。如果以上方法反复尝试，还是不能顺利排尿，则需要医务人员导尿。

问题 25. 尿管有粗有细，型号越大效果越好吗？

答：尿管头端的数字指示型号，型号 /3= 直径（mm），所以型号越大，尿管越粗，对患者的机械性刺激越大，建议选择尿管时遵循在允许的范围内越小越好的原则。如果尿液内血凝块或絮状物多，尿管反复堵塞，可以适当选用大一型号的尿管。

问题 26. 尿管的颜色、材质不同，有什么区别？

答：棕黄色的尿管一般为乳胶材质，透明的为硅胶材质。短期（1 周以内）插尿管建议使用乳胶尿管，硬度较小，质地比较软。预计会插比较长时间或者长期更换尿管的患者，建议使用透明的硅胶尿管，这种尿管同样的型号，内腔更大，利于引流尿液，而且体内留置时间可在 1 个月左右，能避免频繁插拔尿管。

问题 27. 留置尿管回家，尿袋多久倾倒一次？越勤越好吗？

答：尿管和尿袋是密闭的系统，建议尽量减少断开或打开的机会，这样可以减少细菌逆行感染的机会，所以不管是哪种尿袋，尿液都要及时倾倒，尽量不要超过尿袋容量的 2/3 ～ 3/4。但也不是越勤越好，因为频繁地倒尿也会增加感染的机会，倒尿前后的手卫生也很重要。

问题 28. 尿袋的选择有什么原则？

答：通常建议使用抗反流的尿袋，能预防尿液反流，而且更换频率一般为 1 次 / 周，减少频繁更换增加感染的机会。

问题 29. 留置尿管后为防止尿管脱出，是不是应减少活动？

答：插尿管后的日常活动不受影响，因为通常情况下，尿管除了在膀胱内有水囊的固定，还可以在大腿或小腹部用胶布进行外部固定，普通的活动如走路、做家务、穿衣、洗澡等均可进行，只是注意避免过度牵拉尿管，减少腹压增大的动作，这样才能避免尿管的意外脱出。

问题 30. 尿管日常需要消毒吗？

答：尿管无需消毒，每日使用清水或生理盐水清洁尿道口和尿管的表面即可，无需常规使用消毒液和抗菌药物。

问题 31. 留置尿管容易感染，需要定时使用抗生素吗？

答：不推荐常规使用抗生素，留置尿管期间建议多饮水，如无其他禁忌证，保持每天尿量在 1500 毫升以上，足量的尿液起到内冲洗的作用，以减少尿路感染的发生。长期使用抗生素不仅不能预防感染，还会导致耐药菌的产生。

问题 32. 留置尿管的时间越长，效果越好吗？

答：尿管的使用能帮助很多患者解决排尿的问题，利于疾病的康复，但研究表明，尿管相关感染与留置尿管的时间长短密切相关，时间越长，感染的发生率越高，因此应定期复查，由医护人员评估留置的必要性，如无需要，尽早拔除。

问题 33. 拔尿管前，要常规夹闭尿管进行膀胱训练吗？

答：不推荐，夹闭尿管对于膀胱功能的锻炼没有帮助，还容易引起尿管堵塞、漏尿、逆行感染等问题。

膀胱肿瘤

问题 34. 膀胱肿瘤电切后为什么要行膀胱冲洗?

答：为避免经过电切后的膀胱黏膜出血，造成膀胱内血凝块形成，从而引起患者出现排尿困难，严重者出现膀胱填塞的情况，会在术后常规进行持续膀胱冲洗，以清除膀胱中的血凝块、黏膜，以及各种异物、细菌等。膀胱冲洗的持续时间主要根据冲洗液的颜色来判断，多数会在术后第 1 日，尿色清亮时，停止持续膀胱冲洗。

问题 35. 膀胱灌注化疗会有全身反应吗?

答：膀胱灌注是应用于膀胱黏膜的局部化疗方式，化疗药物只作用于膀胱内，所以不会引起全身反应。常见的不良反应主要有 2 个方面，首先是化学性膀胱炎，化疗药物本身就是化学性药物，在膀胱内发生化学反应，杀伤肿瘤的同时也会损伤正常细胞，引发膀胱刺激征和血尿等表现。其次，膀胱灌注可能引发或者加重泌尿系统感染的症状。

问题 36. 膀胱肿瘤灌注化疗时，如何缓解不适?

答：每次膀胱灌注化疗都需要插尿管，是为了将药液完全推注至膀胱，灌注后即可拔除导尿管。医务人员会选择较小直径的导尿管，保持动作轻柔，避免引起不适。如果刺激明显，医生也会开具减轻刺激的药物。

问题 37. 膀胱灌注时，需要多喝水还是少喝水?

答：膀胱灌注药物的浓度，对于灌注效果影响很大。灌注前多饮水会产生大量的尿液，从而稀释药物，降低药物的功效，所以膀胱灌注前要少饮水。而灌注后应该多饮水、多排尿，起到冲刷尿道的作用，减轻药物不良反应。

问题 38. 膀胱灌注时，保持什么样的姿势效果好?

答：膀胱灌注时，需要以病变部位在最低的体位开始做体位轮换。如病变部位在膀胱后壁，可先仰卧位 15 分钟，之后顺时针或逆时针轮换体位，每个体位保持 10 分钟。

问题 39. 吸烟、饮酒对膀胱肿瘤有何影响?

答：膀胱肿瘤发病的第一大因素是化工原料，主要是芳香胺类物质，这类物质常见于橡胶、石油类接触者，所以这类人群容易并发膀胱肿瘤。在个人生活方式中，目前已经确定的是吸烟与膀胱肿瘤有直接关系，因为在吸烟过程中会产生大量的芳香胺类物质。目前，尚没有确定性证据证明膀胱肿瘤的发生与饮酒的关系，但是饮酒对身体无益，所以建议戒烟、戒酒。

问题 40. 膀胱肿瘤电切术后，除了反复膀胱灌注，还需要定期复查吗？

答：膀胱肿瘤电切术后，膀胱灌注和定期复查在疾病的治疗中二者缺一不可。膀胱灌注是针对疾病复发的有效治疗方式，而定期复查则是能够及时发现疾病复发的关键。所以，膀胱灌注要坚持，定期复查要保证。

问题 41. 为什么同样是膀胱肿瘤，有人做电切术保膀胱，有人得切除膀胱？

答：膀胱肿瘤分为浅表性膀胱肿瘤和浸润性膀胱肿瘤。膀胱肿瘤电切术适用于浅表性膀胱肿瘤，术后再辅助灌注化疗药物以预防肿瘤的复发。然而，浸润性膀胱肿瘤由于肿瘤侵犯膀胱壁位置较深，恶性程度更高，不及时切除整个膀胱，会对患者的预后有影响。

问题 42. 反复血尿会不会导致贫血？

答：血尿的颜色有深有浅，1000 毫升尿中有 1 毫升血，尿液就会呈现洗肉水样的颜色，也被称为肉眼血尿。按照每天尿量 1500 ~ 2000 毫升算，出血量也不过数毫升，因此短时间间断轻度血尿不会导致贫血。但颜色很深的血尿需要引起重视，而且不管深浅颜色的血尿，其背后的疾病更应该得到重视。

问题 43. 尿路造口可以选择非粘贴型泌尿造口袋吗？

答：在条件允许的情况下，不建议使用非粘贴型泌尿造口袋。非粘贴型泌尿造口虽然便宜，但是没有黏性，没有防反流功能，不能隔离气味等，很多人也会对橡胶品过敏，接触久了容易出现皮肤问题，反而影响生活质量。

问题 44. 造口来回放尿很麻烦，造口袋可以装满尿液再排放吗？

答：建议造口袋长期连接抗反流引流袋，随时将造口袋内尿液引出。在社交场合等不方便佩戴抗反流引流袋时，造口袋中尿液要在 1/3 ~ 1/2 满时及时排放，避免发生尿液反流，也可避免造口袋过重，影响患者舒适度，影响造口底盘粘贴。

问题 45. 揭除造口底盘会损伤皮肤吗？

答：按照正确方法揭除造口底盘一般是不会造成皮肤损伤的。揭除造口底盘时应注意，要由上而下，一只手按压皮肤，另一只手逐渐将造口底盘揭除。

问题 46. 泌尿造口及周围皮肤使用消毒液消毒能否预防感染？

答：常规不可以使用消毒液消毒造口周围皮肤。泌尿造口周围皮肤使用清水或生理盐水清洁即可。使用消毒液会使造口周围皮肤过于干燥而容易受损，也会影响造口周围皮肤的正常菌群，并不能起到预防尿路感染的作用，反而会对造口皮肤有影响。

问题 47. 为了减少尿量，避免经常换底盘，可以减少饮水吗？

答：不可以。充足的液体摄入对于维持肾健康有着非常重要的作用。饮水少，尿量减少，会使盐类和有机物质浓度增高，不利于排泄物的排出。另外，尿量减少，自然冲刷作用减弱，会增加泌尿系统感染的危险性。如果心、肾功能正常，建议每日液体摄入量在 2500 毫升以上。

问题 48. 为何会从泌尿造口排出鼻涕样分泌物？这对身体有影响吗？

答：这种情况多发生在回肠膀胱造口的患者中。因为在术中医生会切取一段回肠与腹壁进行缝合，建立引流尿液的通道。回肠属于消化道，虽然已经被切除，但分泌黏液的功能依然存在，所以会看到像鼻涕一样的分泌物，这些分泌物通常呈淡黄色或白色，不会对身体造成影响。

问题 49. 为何回肠 - 膀胱造口里有两条细小的引流管？何时可以拔除？

答：两条细小的引流管称为输尿管支架管，它们分别放置于左、右两侧输尿管内，起到引流尿液和支撑的作用。不仅能有效引流尿液，同时能防止输尿管 - 回肠吻合口狭窄的发生，避免尿液引流不畅。由于泌尿造口没有抗反流功能，而支架管直接与肾相通，所以支架管留置时间不宜过长，否则容易引起尿路感染，形成结石等。医生会根据情况尽早拔除输尿管支架管。

问题 50. 自己能控制尿路造口的排尿吗？

答：不能。由于泌尿造口是缝合于腹壁上的，没有括约肌控制排尿，没有储存尿液的功能，所以术后不能自主控制尿液排出，无排尿的感觉。因此，需要在泌尿造口的位置上粘贴造口袋以收集尿液。

问题 51. 造口护理附件产品有哪些？

答：为了延长造口袋使用时间，防止渗漏，保护造口周围皮肤及防止造口相关并发症，目前存在一系列造口附件产品，以改善、提高泌尿造口患者的生活质量。常见的造口附件产品包括：①造口护肤粉；②皮肤保护膜；③防漏膏；④防漏贴环；⑤粘胶祛除剂；⑥造口腰带 / 腹带等。

问题 52. 为什么手术后尿路造口一直在变小？

答：术后早期泌尿造口会出现水肿的情况。随着水肿逐渐消退，泌尿造口也会逐渐变小，通常术后 6 ~ 8 周水肿会完全消退。泌尿造口水肿一般不需要特殊处理，但是要持续观察造口黏膜颜色，避免发生造口缺血、坏死。

问题 53. 揭除下来的造口底盘应该立即丢弃吗？

答：不要立刻丢弃，要检查造口底盘粘胶的侵蚀范围，如果侵蚀范围大，代表中心孔周围皮肤可能已经被尿液侵蚀，为防止造口周围皮肤潮湿相关性皮炎，需要增加造口底盘更换频率或者考虑调整现有的造口底盘类型。

问题 54. 造口术后还能洗澡吗？

答：术后体力恢复，手术伤口愈合是可以淋浴的。无输尿管支架管的回肠 - 膀胱造口患者可以不佩戴造口袋，直接淋浴。淋浴时注意避免水温过高、水压过大，避免将花洒直接对着造口冲洗，以免损伤造口黏膜。输尿管皮肤造口，建议佩戴造口袋淋浴，避免输尿管支架管移位，甚至脱出，沐浴后更换新的造口底盘和造口袋即可。

问题 55. 造口底盘和造口袋能否清洗后重复用？

答：通常情况下，造口用品为一次性产品，无论是一件式还是两件式造口袋，揭除后均不能清洗后反复使用。使用过的造口底盘黏性会降低，无法再次粘贴。造口袋清洗后可能会破坏造口袋完整性，破坏抗反流装置，会增加尿路感染及渗漏风险。

问题 56. 回肠 – 膀胱造口术后，回家后饮食有何要求？

答：回肠 - 膀胱造口术后早期，在肠道功能未完全恢复时，要遵循流食→半流食→软食→普食的过渡饮食。待肠道功能恢复后，饮食无特殊限制，以营养均衡为原则。建议多食新鲜蔬菜、水果，补充维生素 C，提高尿液酸性，预防泌尿系统感染。建议每日饮水量在 1800 ~ 2700 毫升，心功能及肾功能异常者应遵循医师和造口师的意见。

问题 57. 造口底盘一直没有漏尿，还需要更换吗？

答：造口底盘不宜长时间粘贴，即使造口底盘外缘没有发现渗漏，但是底盘内缘可能已经开始渗漏，长时间不更换也会损伤造口周围皮肤。因此，要有计划地更换底盘，一旦发生渗漏，需要立即更换，每次揭除底盘后均要检查粘胶侵蚀情况。造口底盘更换时间通常为 3 ~ 5 天，宜在晨起未进食前更换，此时尿液排出较少，便于更换。

肾上腺疾病

问题 58. 骨质疏松与肾上腺有关吗?

答：有关。肾上腺是人体的内分泌器官，它会分泌糖皮质激素、盐皮质激素、性激素及儿茶酚胺等来维持人体的正常代谢，有强大的调节代谢作用。当某种原因导致肾上腺长期过量分泌糖皮质激素时，患者会出现骨量减少、骨质疏松甚至骨折，这也是肾上腺疾病——皮质醇增多症常见的临床表现之一。

问题 59. 持续血压升高，有可能是肾上腺疾病吗?

答：有可能。肾上腺作为内分泌器官，会分泌不同的激素和物质来调控和参与机体的代谢平衡。当肾上腺异常时，会分泌过量的醛固酮，引起原发性醛固酮增多症，导致人体内钾离子排出过多，钠离子潴留过多，钠含量升高，出现水钠潴留，使血压增高；不仅如此，若病变细胞持续分泌过量的儿茶酚胺类物质，也会导致内分泌系统紊乱，引起血压持续、不可控地增高。

问题 60. 越减肥越胖，难道真的是肾上腺在“作怪”?

答：在排除了所有减肥失败的原因后，就需要考虑肾上腺。当肾上腺发生病变时，会分泌过多的糖皮质激素（皮质醇），导致皮质醇增多症，患者会出现激素代谢紊乱的症状和体征，如满月脸、向心性肥胖、水牛背。整个人看起来就像个“大福娃”，如果在未能及时去除病因的情况下继续减肥，可能就会离设立的瘦身目标越来越远。

问题 61. 肾上腺良性肿瘤切除术后功能可以维持吗?

答：肾上腺良性肿瘤切除术后，患者可正常生活。对于有功能的肾上腺良性肿瘤患者来说，切除部分肾上腺后，会出现短时功能不足的情况，需要遵医嘱服用激素类药物进行补充。根据肾上腺功能的恢复情况按医嘱逐渐减量，同时做好日常血压、血钾、血糖等的监测，直至肾上腺功能恢复正常。

问题 62. 肾上腺 / 肾囊肿切除术后会复发吗？

答：有可能复发。疾病预后和复发与年龄、转移性、有无家族史、治疗时机的选择等因素有关：良性肿瘤通过手术方式完全切除后预后好，复发率较低；非转移性疾病复发率低。所以，术后遵循医生的医嘱定期复查是非常重要的。

问题 63. 肾上腺术后长期口服激素，会产生依赖性吗？

答：“戒掉”对激素类药物的依赖性是可以的。肾上腺术后需要长期口服激素药物的患者多为皮质醇增多症患者，此类患者在术后长期进行口服激素治疗，科学地、有计划地减量，在定期复查中监测血液相关指标，证实肾上腺皮质分泌功能恢复正常后，就可以遵医嘱减停药物，一般需要 4 ～ 6 个月的时间，但少数患者恢复过程可长达 1 ～ 2 年。所以，肾上腺术后长期口服激素的患者不用担心，激素依赖性是可以被“戒掉”的。

问题 64. 激素药物可以突然停药吗？

答：不能。激素类药物不能随意停药，突然停药可能会引起病情反复或加重，需要严格按照医嘱有计划、科学地减量。

问题 65. 满月脸、水牛背、皮肤紫纹会消失吗？

答：根据个人体质以及术后恢复情况，随着肾上腺皮质分泌功能的不断恢复，满月脸、水牛背、皮肤紫纹等异常症状可能在术后 3 个月到半年内，或停用激素后逐渐消失。

问题 66. 为什么肾上腺术后血压还没有降下来？

答：肾上腺术后患者的血压会有不同程度的改善，其中大部分患者的高血压可治愈，通常在术后 1 个月内，一般不超过 6 个月。而术后血压缓解不明显或持续升高也是存在的，具体的原因还不清楚，但可能与某些因素相关，如诊断时年龄过大、高血压病史过长、合并有原发性高血压。

问题 67. 肾上腺术后总觉得乏力，是伤了“元气”吗？

答：是激素分泌不足和低钾所致的表现。糖皮质激素分泌不足，患者会出现神志淡漠，而低血钾患者也会有乏力感。所以术后出现精神差、乏力时，不要太担心，在有效的治疗下，精气神会很快回来的！

问题 68. 肾上腺术后还需要补钾吗？

答：需要。低钾会在手术后有所改善，但需要一定的时间，随着肾上腺分泌激素功能正常后，低钾才能完全改善。而持续低钾患者会出现心前区不适、肠蠕动减慢、食欲缺乏、乏力等表现。所以，在肾上腺术后要严密监测血钾变化，必要时遵医嘱继续进行补钾治疗。

问题 69. 肾癌切除了半个 /1 个肾，生活会受哪些影响?

答：通常情况下，1 个健康的肾是可以满足正常代谢需求的。就好比平日里 2 个人共同完成一项工作，但换成一个人也可以做完，只是这个人的工作量会增加一些。所以在切除半个 /1 个肾后，剩下的健康肾是可以完成正常代谢的，对生活不会有太大影响，但是要做好剩余肾的日常保护工作，降低肾负担，避免使用对肾功能有害的药物，保持健康的生活习惯，定期体检，控制体重等。

问题 70. 肾癌、肾上腺疾病、肾囊肿术后伤口周围总是麻木、无痛感，为什么?

答：麻木是正常的表现，由于手术过程中要进行切皮，会切断皮神经，伤口区域和附近可能会出现刺痛、麻木感，可能会持续 2 ～ 6 个月。如果伤口附近麻木、刺痛感长期没有明显缓解，请及时与医生沟通。

肾 移 植

问题 71. 移植术后什么时候才能“大口喝水，想喝就喝”?

答：“大口喝水，想喝就喝”听起来很畅快，但实则有些任性。移植术后肾功能未恢复期，要详细地记录饮水量和尿量，根据尿量和血肌酐情况有计划地饮水，避免发生心力衰竭。待移植肾功能恢复正常后，以保护肾功能为前提，做到出入平衡，均衡饮水。

问题 72. 肾移植后，原肾没有功能了，为什么不切除呢?

答：肾移植术被俗称为“换肾”手术，但实际上是将一个新的肾放于患者的髂窝处，并不切除原肾。肾移植术属于开放手术，手术创面较大，若再进行原肾的切除，对患者带来的创伤更大，并且也是没有必要的。

问题 73. 肾移植成功后，血液透析管、动静脉瘘还有用吗? 需要维护吗?

答：血液透析管、动静脉瘘在尿毒症时期是患者至关重要的生命通道。而患者移植手术后，在肾功能未恢复正常的情况下，血液透析管、动静脉瘘依然尤为重要。术后若出现移植肾延迟恢复、急性排斥反应，必要时会进行血液透析以帮助患者完成代谢和排毒。所以在术后移植肾功能未完全恢复时，做好血液透析管路、动静脉瘘的维护是至关重要的。

问题 74. 怕热、烦躁与肾移植有关吗?

答：这是激素在起作用。患者术日、术后 3 天内每日都会常规使用大剂量激素以进行抗排斥治疗，常规为 500 毫克 / 日。大剂量的激素输注会出现相应的副作用，特别是精神异常，如情绪不稳定、失眠、易激惹、出现幻觉。

问题 75. 移植后需要终生服用免疫抑制剂吗?

答：免疫抑制剂的效果直接影响移植肾的生存期，只要肾移植，就需要终生服用免疫抑制剂，哪怕出现移植肾功能减退的情况，也要按照医嘱按时按量服药。

问题 76. 术后恢复顺利，不想总去复查，3 个月一次可以吗?

答：3 个月一次是万万不能的。移植术后是一个漫长的慢病管理过程。复查频率为：术后第 1 个月，1 ～ 2 次 / 周；术后第 2 个月，1 次 /2 周；术后第 3 个月，1 次 /3 周；术后第 4 个月后，1 次 /4 周。为什么要进行频繁的复查呢？首要原因是移植患者病情复杂，按照医生嘱咐的时间规律复查是非常有必要的，在规律复查中及时发现问题，避免病情进展。其次，免疫抑制剂的血药浓度是移植后必须监测的指标，药物浓度需要维持在相对稳定的水平才能起到免疫抑制的作用，浓度过低不能起到有效的免疫抑制作用，浓度过高会有毒副作用，所以动态监测血药浓度变化，使其保持在稳定的水平，是预防排斥反应的关键。

问题 77. 免疫抑制剂漏服一次该怎么办?

答：免疫抑制剂不能漏服，一旦发生，就要根据距离下一次口服药物的时间进行全量或半量的补服，再根据补服时间调整下次用药的时间和用量。关于补服时间、补服药量、下一次用药的相关调整，建议在移植医生的指导下进行。

问题 78. 肾移植术后回家可以养宠物和植物吗?

答：原则上来说不建议养。由于宠物、家禽、植物会有一些致敏原，如宠物的毛发、花粉，还会有细菌、病毒等危险因素存在，对于移植患者来说，长期口服免疫抑制剂，免疫功能处于抑制状态，抵抗力弱，会一直面临排斥反应与感染两个致命难题。特别是移植后 1 年内，排斥反应、巨细胞病毒感染的发生率均较高，所以保护患者安全为首要任务，应避免与动、植物接触。若移植 1 年后，身体情况稳定，特别想有属于自己的宠物和植物，就必须做好自我保护，保证环境清洁，尽可能减少危险因素，再进行喂养。家中可以养绿植代替养花。

问题 79. 移植后恢复良好，可以晒日光浴吗?

答：“日光浴”听起来很温暖，但对移植患者来说并不是很“温暖”。由于长期口服醋酸泼尼松等激素类药物，使患者的皮肤对太阳光的敏感度增加，更容易、更快被晒黑。并且有资料指出，在西方国家，皮肤癌是肾移植术后最常见的肿瘤，肾移植患者发生皮肤癌的风险要比一般人群高。所以移植术后要避免长时间进行日光照射，日常做好防晒措施，如外出佩戴防晒帽、穿长衣长裤、戴手套、使用防晒霜。

问题 80. 出院后可以不再记录出入量、体重等指标吗？

答：出院后必须做好自我管理和指标监测。排斥反应会出现在肾移植术后的任何时间段，移植患者的病情复杂，患者各项指标、移植肾的情况都有可能瞬息万变。所以出院后认真做好自我管理和指标监测，发现自己身体的异常信号，及时与移植医生沟通，避免延误病情或加重病情。

问题 81. 移植术发现自己变白了，难道移植术能美白呢？

答：与其说肾移植术能美白，不如说肾移植术还你健康肤色，让皮肤变得红润。移植成功后，随着肾功能的逐渐恢复，身体里的毒素得以排出，身体各项异常指标趋于正常，贫血貌也会有所改善，所以皮肤看起来就是白里透着红的健康。

问题 82. 移植后为什么身上和面部长“痘痘”、毛发也重了？

答：“痘痘”、毛发重大多是药物的副作用所致。由于长期口服免疫抑制剂，患者皮肤会出现一种或多种皮肤病变，皮损的表现也是多样的，如皮肤干燥、多毛症、痤疮、皮肤病毒感染（寻常疣、带状疱疹、扁平疣）。

问题 83. 出门在外，如何做日常防护？

答：长期口服免疫抑制剂，患者的免疫力处于持续较低的状态，对外来病毒、细菌、真菌的抵抗力要弱于正常个体，所以日常要加强防护，避免感染悄悄潜入。注意保持皮肤清洁，若面部出现痤疮，不要用手挤压，必要时使用药物处理。注意个人卫生，勤洗手，勤更换内衣、内裤，不要憋尿，进出公共场所戴好口罩。日常注意保持机体温度适宜，切忌忽冷忽热，避免感冒，注意饮食卫生，防止腹泻。

问题 84. 移植术后如焕新生，饮食上“大补”是不是能增强免疫力？

答：“大补”对移植患者来说是“大忌”。移植术后长期接受免疫抑制治疗，目的是降低自身抵抗力，使得自身免疫系统和移植肾和平友好地“相处”，让移植肾在身体里能更持久地发挥正常的作用。如果给患者服用增强免疫力的“补品”，相当于与当前的免疫抑制治疗背道而驰，更容易发生排斥反应。

问题 85. 移植术后什么时候可以“大口吃肉、大口喝酒、大口抽烟”？

答：“大口吃肉、大口喝酒、大口抽烟”属于不健康的生活习惯，这些都是在术后禁止的。肾移植术后如焕新生，但并不代表移植肾的功能不会有变化。移植术成功只是移植生活的第一步，病情可能平稳，也可能有反复和波动，所以肾移植术后还需要漫长的个人管理，包括保证良好的依从性，进行规律复查，保持健康的生活习惯，如早睡早起、不熬夜、戒烟、戒酒、不暴饮暴食，不断学习移植相关的科学知识，为移植后的幸福生活保驾护航。

问题 86. 什么是排斥反应？如何预防排斥反应？

答：排斥反应就是人体免疫系统对移植肾的防御抵抗。人体免疫系统就好像守城门的卫兵，移植肾就被看作想要攻破城门的敌人，当卫兵发现敌人后，会发起一系列的进攻，从而引起一系列的临床表现，这就是排斥反应。排斥反应可以发生在移植后的任何时间，术后第 1 年最常见。排斥反应分为急性和慢性，具体表现也不相同。预防排斥反应要记住三个关键。第一个关键：具有良好的服药依从性，特别是遵医嘱正确服用免疫抑制治疗药物，如免疫抑制剂、激素。第二个关键：做好日常自我观察。一般排斥反应症状包括移植肾肿胀、疼痛、变硬，患者尿量减少，体温 38 摄氏度以上，血压升高等，出现异常症状及时与移植医生联系。第三个关键：保持积极乐观的心态面对移植后带来的各种问题。

问题 87. 移植后想做运动健将，可以吗？

答：每年都会举行“世界移植运动会”，并且每年我国都会有“移友”运动员参加比赛。所以在肾移植后成为一名“运动健将”是可以实现的。足坛历史上有一位球星被称为“肾斗士”，他在术后 34 天就开始慢跑训练，术后 8 个月重返赛场。篮球界也有一位球星，被称为“铁肾”。当然，这些运动员的成功都离不开科学的运动指导，有计划地进行运动训练。想要成为运动健将，前提是与移植医生充分沟通，获得移植医生的允许，并且身体处于稳定状态下，选择适合自己的运动方式，避免挤压肾的运动和冲撞、暴力的运动，如果必须进行某些冲撞或暴力运动，要提前做好个人防护措施。

问题 88. 移植后抵抗力低，就只能居家休息吗？

答：移植后患者会像“大熊猫”被家人保护，但移植的最终目的是帮助患者提高生活质量，在患者身体条件稳定的情况下，做好个人防护和日常监测，最终让患者科学、安全地回归到正常的社会生活中。

问题 89. 移植术后可以生育吗？

答：肾移植术后可以拥有自己的宝宝，但前提必须是通过移植医生、妇产科医生的全面身体评估：①免疫抑制剂的选择和目前的免疫抑制状态是否稳定。某些免疫抑制剂有致畸作用，要遵医嘱选择正确的免疫抑制剂，并处于免疫抑制稳定状态。②身体各项指标，包括血肌酐、尿蛋白、血压等是否稳定。③符合产科产前检查的各项标准。通过评估后，选择正确的时机，一般移植后 1 年内不建议孕育新生命，这段时间大多数容易发生并发症，2 ～ 3 年内可以有计划地孕育自己的宝宝。

问题 90. 肾移植对肾捐献者的生活影响大吗？

答：通常情况下，一个健康的肾是可以完成一个人正常代谢需求的。在术后康复过程中，会有极少部分损献者的肾功能在短时间内有一过性下降，出现血肌酐升高的情况，基本在 1 周内会恢复正常。虽然对损献者的生活没有太大的影响，但是术后每年的定期复查是非常必要的。一个肾的负荷重，加上损献者本身的健康因素如高血压、糖尿病、吸烟等问题，需要保持健康的生活习惯和积极的心态，长期进行科学的体检，警惕肾病的发生。

问题 91. 怎么区分免疫抑制剂的血药浓度谷值和峰值？

答：谷值是指免疫抑制剂服用前的血药浓度最低值，用“低 - 谷值”来记忆。峰值是指免疫抑制剂服用后 2 小时的血药浓度最高值，用“高 - 峰值”来记忆。所以采血取谷值时，一定要在服药前进行，以确保是血药浓度的最低值。而峰值是在服药后 2 小时进行采血，以确保处于血药浓度的最高值。

泌尿生殖男科

问题 92. 手术以后阴囊有坠胀感，应该怎么办？

答：手术后阴囊有坠胀感可能是因为存在阴囊水肿，建议卧床期间使用软毛巾等，将阴囊托起抬高。还可能是由于身体恢复不佳，伤口还没有痊愈，在此时如果进行体力劳动或者熬夜，也会影响伤口的恢复，尤其是久坐，下肢出现血液循环不畅，也会影响伤口的恢复，继而出现阴囊坠胀感。平时注意保持大便通畅，避免久坐。如果出现红肿热痛，建议及时就医，排除感染因素。

问题 93. 睾丸切除术后多久才可以恢复性生活？

答：睾丸切除术后一般 1 个月左右可以进行性生活。手术会对组织、神经、血管造成一定的损伤，需要等待切口部位结痂、自行脱落，完全愈合恢复后再安排性生活，恢复周期一般在 1 个月左右。注意避免过早性生活，否则容易导致切口部位因摩擦损伤而引发切口出血、感染等。

问题 94. 男科手术后恢复良好，能“撸铁”吗？

答：手术后患者可以适当进行户外活动及轻度体育锻炼，以增强体质，但是也要避免过度劳累及受凉。术后 1 个月内不能参加重体力体育活动，避免久坐和骑车，不能提重物。所以在术后 1 个月内是不可以“撸铁”的，之后需要根据患者自身康复情况逐步恢复锻炼。

问题 95. 显微睾丸取精术后，需要复查生殖激素吗？

答：需要。显微睾丸取精术后第 1 个月、3 个月、6 个月、1 年复查生殖激素，尤其是睾酮水平。

问题 96. 输精管 – 附睾吻合术后多久可以进行精液检测？

答：患者于术后 1 个月开始定期规律排精，1 ~ 3 次 / 周（性生活或手淫均可，动作需轻柔）；于术后第 1 个月、3 个月、6 个月、9 个月及 1 年复查精液（第一次精液可在当地检测，之后建议来就诊医院检测）。

问题 97. 显微精索静脉结扎术后活动有什么注意事项？

答：患者术后 3 个月内避免做增加下腹压力的动作，如憋气、用力咳嗽、下蹲、重体力劳动。需要在术后第 3 个月、半年复查精液及生殖激素。

问题 98. 精子活动度不好，怎么办？

答：提高精子活动度的方法有健康的生活方式、科学的饮食结构、合理用药等。健康的生活方式：平时注意避免对精子活力影响的生活方式，如吸烟、酗酒、熬夜、久坐、泡温泉，建议戒烟忌酒，适当运动，保证充足睡眠，避免高温和辐射的环境。科学的饮食结构：多吃新鲜水果、蔬菜，其富含维生素 C、维生素 E、锌、硒等元素，都是有利于精子成长的成分；多吃富含精氨酸、优质蛋白、锌元素的食物，如海参、虾、牡蛎、鳝鱼、山药、银杏、蛋类、瘦肉、牛羊肉，对提高精子活力也有帮助。合理用药：根据自身情况，可以在医生指导下服用一些补肾填精的药物，如果有感染或者其他引起精子活动低下的疾病，需要针对性用药，必要时进行手术治疗。

问题 99. 不育术后多久可以要宝宝？

答：输精管附睾吻合术后 4 周内不能有性生活或手淫射精，在 4 周后进行第一次精液检查，多数患者在术后 3 ~ 6 个月开始出现精子，所以吻合术 4 周后就可以准备要宝宝啦。复通术 / 精囊镜探查术后第 2 天就可以开始排精，此时也可以不用避孕，复通成功后，随时可以做好要宝宝的准备。

问题 100. 复通 / 吻合术没成功，还有什么方法可以要宝宝？

答：复通 / 吻合术没有成功也不要灰心，只要有正常精子产生，还可以利用其他方式取精，进行人工授精或者体外受精胚胎移植术（试管婴儿）。具体采用何种方式，要根据夫妻双方的具体情况而定。

问题 101. 精子喜热还是喜凉？

答：精子由睾丸产生，睾丸对温度比较敏感，喜欢凉爽的环境，而不喜欢炎热，因此从体内“躲”出来，存在阴囊内。通常情况下，阴囊的温度比人体核心温度低 1 ~ 2 摄氏度，这样的温度最适合精子生长和发育。精子的主要成分是蛋白质，高温环境下容易使精子“中暑”，从而导致精子质量下降，所以不建议男性长期处于高温环境下或者阴囊局部环境过于封闭，导致热量无法及时散发，如长时间泡温泉、长期久坐、穿紧身裤等。

问题 102. “可乐杀精”是真的吗？

答：几十年前，中南美洲流传着可乐杀精的传闻，甚至传言房事后可以使用可乐冲洗避孕，后来的实验证明，该传言并不可信，也就是说，如果房事后用可乐冲洗阴道，以求避孕，不但不能达到目的，还容易引起生殖器感染。可乐中 99.5% 的成分是二氧化碳的糖，其中占极小比例的物质是一种香料混合剂，那些所谓的不知名的“神秘东西”含量极少，大多是植物提取物，所以它们的生殖毒性作用微乎其微。喝进去的可乐经过胃肠道代谢后，转化为碳水化合物，不会直接进入生殖系统，因此，“可乐杀精”没有科学依据。

问题 103. 不育就代表性功能障碍吗？

答：男性不育的原因有很多，比如各种原因引起的睾丸生精障碍、染色体异常、生殖道感染、输精管堵塞以及性功能障碍，可见，性功能障碍只是不育的原因之一。

问题 104. 所有不育都可以手术治疗吗？

答：不一定。如上所述，男性不育的原因有很多。有的患者适合手术，比如输精管结石堵塞了输精管，那么可以进行碎石、复通等。但是，有的患者不需要手术，比如生殖道感染，可以通过药物治疗原发病。有的问题手术也不能够解决，比如染色体异常。所以需要先明确不育的原因，再进行针对性处理，选择最适合的治疗方法。因此，手术不是万能的。

心外科篇

冠 心 病

问题 1. 吸烟和冠心病关系大吗？旁路移植术后为什么还需要戒烟？

答：吸烟是冠心病的重要危险因素，尼古丁会使血液中的血凝块更容易形成，对人体全身的动脉内皮进行有害刺激，产生血压一过性升高，增加心肌梗死的风险，是通过戒烟可以避免的因素。旁路移植术（搭桥术）只能控制和缓解病情，术后必须戒烟。

问题 2. 旁路移植术后还需要服药吗？要服用哪些药？

答：冠心病患者旁路移植术后依然需要遵医嘱接受药物治疗，保证远期桥血管通畅率，维持其他冠脉的通畅。应用的药物：①抗血小板制剂：如阿司匹林、氯吡格雷（波利维）；②硝酸酯类：硝酸异山梨酯、硝酸甘油；③ β 受体阻滞剂：美托洛尔；④降血脂药：如他汀类；⑤长效或缓释钙通道阻滞药。

问题 3. 旁路移植术出院后除了规律服药，还需要注意什么？

答：出院后一定要坚持用药治疗，但为了保持桥血管的通畅，改善生活方式是最重要的。要养成良好的生活习惯，戒烟限酒，规律锻炼；保持血压稳定，遵医嘱维持理想的血压；维持血脂正常，低脂饮食；维持血糖正常，防治糖尿病；心态平和，不要给自己太大的压力；注意保暖，避免忽冷忽热。

问题 4. 小切口旁路移植术的优势是什么？

答：①小切口旁路移植术保证了胸骨的完整性，术后不易出现相应的胸部和胸骨感染、纵隔感染等并发症。②小切口旁路移植术的切口小，创伤小，伤口美观，患者术后会得到很大的心理满足。③小切口旁路移植术后恢复有更大的优势，能够使患者尽早返回到正常的生活、工作中。

问题 5. 冠状动脉旁路移植术取用了大隐静脉，出院后需要注意什么？

答：①观察患肢的肿胀程度，切除大隐静脉以后，影响到患侧腿的静脉回流功能。建议患者晚上休息时或者坐位时将下肢抬高，晚上休息时可以将切除静脉的一侧腿垫高 30 度，促进静脉回流。卧床时做踝泵练习。②白天需要下床活动的时候可以穿弹力袜，晚上睡觉时需脱掉弹力袜，一般在术后半年左右，等到侧支循环已经形成后，肿胀的程度就会改善。弹力袜是通过腿部压力的改变来促进血液循环的，促进下肢静脉回流到心脏，同时也能减少静脉内的血液淤滞，有效减轻患者的下肢水肿。

问题 6. 冠状动脉旁路移植术后应该静养还是活动？

答：术后建议康复锻炼，循序渐进。术后康复可以增加桥血管的通畅率，早期运动也可以促进肺功能恢复，促进肠蠕动，预防便秘，预防下肢静脉血栓等并发症的发生。

问题 7. 出院回家后锻炼呼吸功能只能应用呼吸训练器吗？

答：可以继续应用院内使用的呼吸训练器，也可通过其他方式继续呼吸功能锻炼，如腹式缩唇呼吸、有效咳嗽、吹气球，都可以起到呼吸功能锻炼的目的。

问题 8. 出院后还需要继续做呼吸功能锻炼吗？

答：呼吸功能锻炼有利于心脏术后肺功能恢复，减少肺部并发症，出院后可以继续锻炼，增强呼吸肌的力量，增加肺活量。

问题 9. 冠状动脉旁路移植术后饮食要注意些什么？

答：术后患者的饮食应少盐、低脂肪、低胆固醇，特别是要控制动物性脂肪的摄入量。饮食应清淡，富含营养，多吃含维生素、纤维素、植物蛋白的食物，多吃鱼类。糖尿病患者要控制血糖水平，防止便秘，保持大便通畅。无需进食“大补”的食物。

问题 10. 心脏术后出院，如何进行活动？

答：对于开胸手术的患者，因为有胸骨愈合的问题，术后 3 个月之内应该避免做扩胸、外旋、外展、提拉、上举、提拉重物等牵拉胸骨的动作。对于微创旁路移植术患者，伤口 2 周内基本可以愈合，下肢活动不受影响，可以做一些有氧运动。出院早期活动原则是运动时间从短到长，运动强度从低到高，运动节奏是慢—快—慢。

问题 11. 心脏术后出院可以做家务吗？

答：出院后可以逐渐恢复体力，自己的事情自己做，包括洗漱、起卧、简单的家务，如扫地、洗碗，待患者的心脏功能恢复到正常，可进行正常生活，但注意不要从事重体力劳动。

问题 12. 正中开胸术后患者胸带需要穿戴多久?

答：胸带是为了稳定胸骨，促进胸部伤口愈合，胸带上缘平腋下，松紧度以可伸入 2 指、患者自觉无憋闷为宜。建议术后穿戴 1 ～ 3 个月，睡觉时可打开，活动时要绑紧，不能负重，不要做扩胸运动。复查时可询问医生的意见。

问题 13. 心脏术后口服抗凝药物需要注意什么?

答：注意观察有无牙龈出血，皮肤黏膜有无瘀点、瘀斑，尿液中是否带血，有无黑便等，若大便颜色异常，需留便送检，警惕消化道出血的风险，及时就医。日常生活中将牙刷换成软毛牙刷，避免磕碰，保持大便通畅。

问题 14. 心脏术后出院，伤口的注意事项有哪些？术后多久能洗澡?

答：术后注意伤口有无发痒、红肿、渗液，若有上述症状，及时就医。遵医嘱拆线（一般术后 2 周拆线），拆线后 1 周可淋浴。待伤口结痂自然脱落，伤口愈合完整，即可正常洗澡，其间可用温水擦拭身体，避开伤口。

问题 15. 心脏术后必须复查吗？应该多久复查?

答：术后必须要复查。一般情况下，出院后 2 周、1 个月、3 个月、半年、1 年进行复查，以后应每半年或 1 年定期复查。如果出院后身体不适，应立即就医。

问题 16. 术后可以在当地医院复查吗?

答：可以在当地医院复查，但需要在二级及以上医院。一定要定期复诊。还可以应用就诊医院的网上医疗服务，在线上找到主管医生，上传检查结果，和医生进行线上沟通。

先天性心脏病

问题 17. 先天性心脏病会遗传吗?

答：先天性心脏病有一定的遗传倾向，患先天性心脏病的母亲和父亲，其子女患先天性心脏病的概率分别为 3%～ 16%和 1%～ 3%。

问题 18. 为什么有些先天性心脏病在出生或儿童时期未发现，成年以后才发现？

答：先天性心脏病的分型不同，有些轻症患者在儿童时期未显现症状，随着年龄增长，症状会明显，病情会加重。

问题 19. 患有先天性心脏病的女性患者若妊娠及生产，会有危险吗？做过先天性心脏病手术后，妊娠及生产会有危险吗？

答：女性先天性心脏病患者在妊娠前需要做详细的身体检查，经过医生同意后可着手备孕；孕期及生产前后也要格外小心病情变化。手术后的女性患者着手备孕时，需要到医院详细检查评估心功能，因为妊娠对女性的心功能有一定的要求，需要监测术后患者的心功能情况。

问题 20. 卵圆孔未闭（PFO）封堵术和房间隔缺损（ASD）封堵术后出院需要服药吗？

答：PFO 封堵术和 ASD 封堵术后需服用抗凝药物，一般口服拜阿司匹林 3 ~ 6 个月，封堵器表面内皮化后可停药。用药期间要注意有无出血的症状，如牙龈出血、鼻出血、皮下出血、消化道出血。

问题 21. 做了 PFO 封堵术可以过安检吗？植入封堵器后做磁共振成像受影响吗？

答：心脏介入手术的封堵器，一般由镍钛合金做成，过安检时报警器不会响。可以做磁共振成像检查，虽然在检查过后，图像会有一定程度的干扰，但是从目前来看，干扰的影响不是很大。

问题 22. 先天性心脏病术后会复发吗？是否需要终生服药？

答：先天性心脏病术后一般很少复发。服药情况根据手术方式不同，通常介入术后半年内需服用抗凝药物，但具体需要根据手术医生的医嘱。

心脏瓣膜疾病

问题 23. 瓣膜置换术后饮食要注意些什么？

答：少食多餐，避免暴饮暴食，不要喝过多的水，不要吃得过咸，忌高脂肪饮食。可摄入高蛋白食物，多吃鱼类。糖尿病患者要控制血糖水平，防止便秘，保持大便通畅。瓣膜置换术后无需进食大补的食物，均衡饮食即可。

问题 24. 瓣膜置换术后患者饮食为什么要忌高盐食物？

答：心脏瓣膜疾病患者如果摄入过多的盐分，就会导致水钠潴留，同时还会增加血容量，加重心脏的负担，会直接影响心脏瓣膜疾病的正常恢复。所以在患病之后，患者一定要控制好盐分的摄入量，每天不能超过 6 克。

问题 25. 心脏瓣膜疾病患者为什么要忌高脂肪食物？

答：肥肉类食物、油炸类食物以及动物内脏都含有很高的脂肪量，这些食物在摄入之后不仅会让身材发胖，还有可能引起动脉硬化、高血脂等问题，甚至会诱发冠心病，对心脏的负面伤害是比较大的。为了避免这类食物影响病症，建议患者在平时生活中保持健康的饮食，尽量以清淡、易消化的食物为主。

问题 26. 瓣膜置换术患者出院后运动应该注意什么？

答：对于开胸手术的患者，术后 3 个月之内应该避免做扩胸、外旋、外展、提拉、上举、提拉重物等牵拉胸骨的动作。但下肢活动不受影响，可以做一些有氧运动。运动原则是运动时间从短到长，运动强度从低到高，运动节奏是慢—快—慢。

问题 27. 瓣膜置换术后多久可以进行运动？可以做哪些运动？

答：心脏瓣膜置换术后恢复期需要看患者个人体质情况，通常 3 个月到半年后可根据情况逐渐增加运动量，具体如下。术后 3 个月内，患者应根据术前、术后的身体情况进行适当的室内和室外活动，量力而行，循序渐进，以不感觉到心悸、气短、劳累为度。术后 3 ~ 6 个月，根据患者的心功能、体力情况，由轻到重进行运动，感觉劳累或心悸、气短则应该停止，切记不能勉强。术后 6 个月，在医生的指导下进行中高强度有氧运动。心功能较差者应该遵循医生的建议，休息 1 年。切记不能做剧烈运动，因为在锻炼时，心率过高，有可能导致心功能受损。日常患者可以进行有氧运动，如散步、打太极拳、游泳、慢跑。

问题 28. 瓣膜置换术后出院可以做家务吗？

答：出院后可以逐渐恢复，自己的事情自己做，包括洗漱、起卧、简单的家务，如扫地，洗碗，待患者的心功能恢复到正常，可进行正常生活，但注意不要从事重体力劳动。

问题 29. 瓣膜置换术后必须复查吗？应该多久复查？

答：术后必须复查。一般情况下，出院后 2 周、1 个月、3 个月、半年、1 年进行复查，以后应每半年或 1 年定期复查。如果出院后身体不适，应立即就医。

问题 30. 瓣膜置换术出院后抗凝药需要服用多久？

答：机械瓣膜置换术后患者血栓发生率高，若机械瓣膜自身无问题，可终生使用。必须按时服用华法林，需终生服药，不能停药，否则有发生血栓的风险。必须定期复查凝血功能，保持 INR 在理想范围。置换生物瓣膜的患者血栓发生率低，瓣膜寿命一般在 10 年左右，有再次受累的风险。服抗凝药 3 ～ 6 个月后逐渐减量到停用。

问题 31. 瓣膜置换术后口服的华法林有什么作用?

答：华法林是一种口服抗凝药物，用于预防或治疗血栓形成。凝血因子参与血栓形成是一个复杂的过程，其中一部分凝血因子的活化需要维生素 K 的参与，而华法林是通过干扰维生素 K 的正常作用而抑制血栓形成。

问题 32. 瓣膜置换术后口服华法林的建议服药时间是什么时间?

答：每天服用 1 次，最好在下午或晚上固定时间服用，可减少漏服的风险，饭前、饭后均可。出院后患者建议每晚 8 时服用，与住院时口服时间保持一致，方便观察凝血效果。

问题 33. 瓣膜置换术后漏服华法林怎么办？

答：尽量避免漏服。忘记服药之后 4 小时内请补服，超过 4 小时请勿补服，第 2 天继续正常用药，不能因为忘记服药而在第 2 天加倍用药。应该按医生或药师建议的剂量服用，不能随便停药或进行剂量调整。如果连续漏服，应联系医生。

问题 34. 瓣膜置换术后多服华法林怎么办？

答：华法林多服会增加出血风险。发现多服药或重复服药，应尽快到医院检测国际标准化比值（INR），同时增加近期检测凝血功能的频率。

问题 35. 瓣膜置换术出院后多久复查凝血功能？

答：一般患者出院后 1 ～ 3 天复查凝血功能，或遵医嘱频率复查凝血。一定要按时复查，监测 INR，避免出血及血栓的发生。

问题 36. 瓣膜置换术后服用华法林为何需要采血检查?

答：服用华法林的患者，需要定期采血检查凝血指标，即凝血酶原时间、INR，如果 INR 过低，说明抗凝不达标，有形成血栓的危险；而 INR 过高，说明抗凝过度，有发生出血的风险。可在当地医院采血检查 INR。INR 连续稳定在目标范围后可延长查血间隔。

问题 37. 瓣膜置换术后服用华法林期间何时需要增加采血频率？

答：在长期服用华法林的过程中，若加用其他药物、有多服或漏服华法林的情况，需要增加采血频率，有出血或栓塞征象时需要及时到医院复查 INR。

问题 38. 心脏瓣膜疾病患者口服华法林为什么要减少维生素 K 的摄入？

答：含维生素 K 较高的食物可能影响抗凝药华法林的疗效，即影响置换的瓣膜的功能。这类食物包括菠菜、芥菜、西蓝花、青萝卜、海藻、紫菜、海带、绿茶等，平时饮食中上述食物分量应保持固定，荤素均衡。

问题 39. 瓣膜置换术后饮食需要注意什么？什么食物会影响华法林用药效果？如何避免？

答：均衡饮食，减少含有维生素 K 食物的摄入。含有大量维生素 K 的食物（绿色蔬菜、动物肝、豆油等）会降低华法林的疗效，某些食物如芒果、葡萄柚、大蒜、生姜等可增强华法林的疗效，如果偶尔大量食用这些食物，可能导致 INR 波动，所以注意均衡饮食十分重要，不要刻意偏食或禁食某种食物。

问题 40. 瓣膜置换术后服用其他药物会影响华法林用药效果吗？应该注意什么？

答：常见增强华法林药效的药物有甲硝唑、氟康唑、左氧氟沙星、胺碘酮、辛伐他汀、对乙酰氨基酚、西酞普兰、奥美拉唑等；常见减弱华法林药效的药物有利巴韦林、卡马西平、波生坦、替米沙坦等。到医院就诊时告诉医生正在服用华法林，如加用或停用其他药物，应在医生的指导下密切监测 INR，必要时调整华法林的用量。

问题 41. 瓣膜置换术后口服华法林，同时吃中药会影响用药效果吗？应该注意什么？

答：中成药和中草药有可能影响华法林的药效。例如丹参、当归、枸杞可能会增强华法林的药效，人参制品可能会降低华法林的药效。如果必须服用中药，也要让开具中药的医生了解您在服用华法林。开始服用后应缩短监测 INR 的时间（开始服用后 3 ~ 5 天），以便了解是否发生药物相互作用，必要时调整华法林用量。

问题 42. 华法林的不良反应有哪些？

答：华法林常见的并发症是出血。轻微出血症状有牙龈出血、鼻出血、月经出血量多、皮肤瘀斑等，可根据检查结果调整华法林剂量；严重出血症状有血尿、血便、咯血、呕血、颅内出血等，应立即停用华法林，并立即到医院就诊。

问题 43. 出院患者服用华法林如何做好自我记录？

答：建立华法林观察记录表，内容包括日期、INR、服药剂量（其他用药情况，是否服用含维生素 K 的食物）、有无出血倾向，便于复查时医生分析 INR 波动的原因。

问题 44. 瓣膜置换术患者出院回家还需要记录哪些内容？

答：除华法林的用药监测外，每天在家监测血压和心率。出院的早期做好出入液量的记录，也可以记录每日晨空腹的体重，以便复查时为医生调药提供依据。

问题 45. 感染性心内膜炎患者出院后血常规正常，开具的抗生素还要继续服用吗？

答：需要继续使用。一般需要使用 4 ~ 6 周，过早停药可能导致体内细菌死灰复燃，所以不可擅自停药。遵医嘱监测化验指标，遵医嘱用药、停药。定期复查，有疑问可联系主管医生。

问题 46. 心脏瓣膜疾病患者为什么要忌高原旅行?

答：很多患者会选择到山区或海边旅行。患有高血压、肺心病、冠心病、风湿性心脏病、先天性心脏病等心脏病的人，切不可去高原或高山旅行。因为高原或高山上的空气中缺氧，特别是高原，一般人去也会感觉胸闷、气短，患有高血压或心脏病的人更是会感到力不从心，很容易诱发心脏病。加上救援设施缺乏，更容易导致心血管意外事件的发生。因此，为了安全，心脏病患者旅行最好选择去气候温和、地势平坦的地方，而且还要根据自己的身体状况选择合适的旅行时机和地点。

问题 47. 自膨胀瓣膜会脱落吗？过安检、做磁共振成像受影响吗？

答：不会脱落。过安检、做磁共振成像不受影响。

问题 48. 人工机械瓣膜置换术后是否可以坐高铁? 是否可以做磁共振成像?

答：可以坐高铁。可以做磁共振成像共振。

主动脉夹层

问题 49. 主动脉夹层术后出院需要注意什么？

答：①夹层患者胸部若有伤口，穿戴胸带帮助胸骨愈合，胸带一定要绑紧。②严格控制好血压和心率，避免情绪过于激动，尽量保持稳定的状态。定期测量血压，监测心率和脉搏，减缓未处理的夹层血管的病情进展，避免夹层进一步扩大。术后一定要坚持服药，不能擅自停药、换药。③定期复查。④做好患者心理护理，给予患者康复的信心，家属还需要配合做好饮食、卫生、心理等方面的护理，缩短患者的疾病恢复时间。

问题 50. 血压控制对主动脉夹层术后康复的重要性体现在哪里?

答：严格控制血压，避免其他部位血管夹层进一步扩展，收缩压控制在 100 ~ 120 毫米汞柱。有研究表明，抓握运动和血压升高有直接关系，日常生活中尽量避免提重物、炒菜抬锅等，避免出现血压升高，导致病情反复。

问题 51. 主动脉夹层术后出院饮食应该注意什么?

答：清淡饮食，戒烟、戒酒，避免摄入辛辣、油腻的食物，进食低脂、低盐饮食，宜吃各种新鲜蔬菜和水果，对疾病恢复很有帮助。患者还可以多吃含维生素 C 和维生素 K 较高的食物，如西红柿、南瓜以及猪肝、坚果，因为这些食物能够增强体质，促进疾病恢复。患有此病要注意禁食含酒精食物，因为这些食物会加重动脉夹层，影响病情恢复。

问题 52. 主动脉夹层术出院后可以运动吗？应该注意什么?

答：术后早期以日常活动为主，1 年后可以适当进行有氧运动，但不建议做剧烈运动，避免负重。

问题 53. 主动脉夹层术后出院多久复查？复查哪些内容？

答：术后 2 周、1 个月、3 个月、6 个月、1 年复查。复查内容包括心电图、超声心动图、全主动脉增强 CT 等，医生还会根据患者的个体情况制定不同的复查方案。

问题 54. 主动脉夹层置换的人工血管可以用多久?

答：可以终生使用，其由特殊材料制成，有较强的整体性和稳定性。置换的人工血管会由于内皮细胞的爬行，慢慢地被心脏和血管的内皮细胞包裹，形成最终的保护，可以达到终生使用的效果。但是具体的使用时长还要根据患者术后日常护理、血压的情况，以及患者的病情决定。

问题 55. 腔内修复术出院后注意观察什么？

答：注意观察患者穿刺点周围有无血肿、出血的发生，如果有，请及时就医。

问题 56. 心脏大血管主动脉夹层的并发症有哪些？

答：①颅内并发症，如昏迷、神经系统偏瘫；②呼吸系统并发症，如呼吸功能不全，部分患者需要气管切开术；③神经损伤，如术中喉返神经、膈神经损伤，造成声音嘶哑、饮水呛咳等；④肝肾损害，表现为肝衰竭、肾功能不全、无尿、少尿，需要血液透析或持续床旁血液透析滤过；⑤偶尔表现为脊髓损伤和截瘫。

神经外科篇

颅底、颅脑肿瘤

问题 1. 开颅术患者出院后多长时间可以洗头?

答：开颅术患者头部伤口拆线后 7 ～ 10 天可以洗头，但是具体时间与患者体质、伤口恢复情况以及术后护理等多方面因素有关。患者开颅术拆线后，需要继续保持切口干燥 2 ～ 3 天后方可洗头。家属在帮助患者洗头时需要抬高患者头部，避免采用头低位，以免引起颅内压增高，同时注意动作轻柔，不要抓挠头皮，可以用指腹轻轻按摩头皮。在洗头过程中，需要密切观察患者病情变化，如面色、脉搏、呼吸，如果出现异常情况，建议立即停止，及时就医。

问题 2. 头部伤口缝针拆线后出现痒、痛、麻是什么原因?

答：首先，头部伤口在愈合的过程中组织修复和再生会引起痒感。这是因为在愈合过程中新生的皮肤细胞会释放组织因子，它会刺激神经末梢，导致痒感出现。其次，头部伤口缝针拆线后，伤口周围的神经末梢可能会受到刺激或受损，导致痛感和麻木感，这种情况通常是暂时的，随着时间的延长，神经会逐渐恢复正常，痛感和麻木感也会减轻或消失。

问题 3. 头部有伤口的患者出院后多久可以乘坐飞机?

答：开颅术后要根据患者的手术类型、开颅手术的过程和结果，才能判断多久能乘坐飞机，同时应尽量询问手术主刀医生的意见。部分手术只是大脑表面凸面的肿瘤摘除术，此时由于不涉及颅底重建问题，术后拆线后大约 2 周即可坐飞机，不会有太大影响。如果是涉及颅底手术的患者，由于气压变化会对硬脑膜愈合造成影响，此时坐飞机会引起脑脊液漏。因此，颅底手术患者要延长坐飞机的时间，至少 1 ～ 3 个月，甚至更长时间后才能坐飞机。如果是由于脑脊液漏做手术的患者，比如脑脊液鼻漏、脑脊液耳漏，此时不得不选择开颅手术，对气压变化也相对比较敏感，建议乘坐飞机的时间延长，至少 3 个月后。

问题 4. 胶质瘤切除术出院后需要多久复查头颅增强磁共振成像?

答：对于肿瘤全切的患者，术后 1 年内每 2 ～ 3 个月复查一次，术后 2 ～ 3 年内每 6 个月复查一次，术后超过 3 年，每年复查一次。对于有肿瘤残留或者肿瘤复发的患者，建议不超过 3 个月复查一次。如果有病情变化，需要随时复查。

问题 5. 颅脑肿瘤术出院后还需要规律服用抗癫痫药物吗? 服用多久?

答：颅脑肿瘤患者出院后需要继续规律服用抗癫痫药物，以避免癫痫发作的风险。药物的服用时间因人而异，一般需要根据患者的具体情况和医生的建议来确定。通常情况下，药物需要服用 6 个月以上，有些患者需要长期服用。在服药期间，患者需要定期复查，以确保药物的疗效和副作用的控制。因此患者需要遵循医嘱，按时、按量规律服药并定期复诊，以保障自身健康和治疗效果。

问题 6. 颅脑肿瘤术出院后多久可以恢复正常运动?

答：一般颅脑手术后生命体征平稳、伤口愈合良好就可以出院进行康复锻炼。脑部手术患者术后康复锻炼要趁早，主动锻炼最重要，神经功能恢复 3 ～ 6 个月基本定型。部分神经运动功能可在 1 年内甚至更长时间仍有进展，在肌力及运动的协调性上，经过合理的康复练习，可不断进步。出院时有肢体功能障碍的患者，注意在进行肢体功能锻炼时预防跌倒、坠床等意外发生。如有语言障碍，可以听轻音乐，多交谈，训练患者多说话，以刺激语言功能的恢复。必要时听从医生建议，进行个性化的康复治疗。

问题 7. 颅脑肿瘤术出院后饮食需要注意什么?

答：开颅术后患者往往存在不同程度的意识障碍、吞咽障碍甚至肢体活动障碍，内分泌功能和电解质紊乱较为普遍，另外存在神经损伤修复相关的特殊营养素需求，患者往往处于高代谢的机体调节状态，对营养的要求也更高。所以术后患者早期以流质饮食为基础，逐渐向全固体饮食过渡。患者一开始可选择易消化的高热量食物，如米糊、面糊、粥类；同时注重蛋白质的补充，如蒸蛋、鱼肉、虾肉等优质蛋白的摄入；注意蔬菜和水果的补充，如苹果、葡萄、橘子及各种绿叶蔬菜，补充维生素及膳食纤维，有助于增加肠蠕动，预防便秘。注意饮食的卫生与安全，注重营养搭配、少食多餐。

问题 8. 颅脑肿瘤术后患者还可以使用电子产品吗?

答：正常使用手机、电脑是没有问题的，但长时间使用手机、电脑容易引起脑耗氧量增加，脑供血不足，从而引起头晕。需要注意的是，癫痫患者过度疲劳易诱发癫痫，所以尽量避免长时间使用电子产品。

问题 9. 颅脑肿瘤术后为什么容易发生血栓？

答：颅脑肿瘤术后患者发生血栓主要由 3 个方面因素造成。首先是患者长期卧床容易导致血液淤滞；其次是患者在治疗过程中反复穿刺静脉或静脉置管、使用化疗药物，导致血管内皮损伤；最后，肿瘤细胞可激活凝血通路，促使凝血物质生成，造成血液高凝状态。这 3 个方面的因素相互作用，从而导致血栓风险增高。

问题 10. 颅脑肿瘤术出院后如何预防下肢深静脉血栓？

答：运动是预防血栓最简单、有效的办法。在体力状态允许的情况下，出院后患者每日需要保证一定的活动量，促进血液循环。需要长期卧床的患者，可在卧床期间主动或由家属协助进行踝泵训练，预防血栓发生。

问题 11. 出现头晕、头痛应该做哪些检查？

答：如出现持续性头晕、头痛，首先可进行体格检查，了解身体状况，如血压情况以及其他不适主诉，同时可进行神经系统相关查体，了解神经系统症状，进一步可进行颅脑 CT 或磁共振成像检查，通过影像学检查了解是否存在颅内器质性病变。特别提示：老年人在出现头晕、头痛症状后，不可忽视，需要完善检查，进行正规治疗，同时要注意合理休息，不能劳累。

问题 12. 为什么说脑干是生命中枢？

答：脑干是脑的一部分，位于大脑的下面，呈不规则的柱状，由中脑、脑桥、延髓三部分组成，脑干的延髓部分下连脊髓。脑干的主要功能是维持个体生命，包括心搏、呼吸、消化、体温、睡眠等重要生理功能。

问题 13. 为什么颅脑肿瘤术后使用甘露醇需要快速静脉输注？

答：甘露醇为小晶体单糖，不易被代谢，快速输注可提高血浆胶体渗透压，增加血脑之间的渗透压，从而起到降低颅内压、减轻脑水肿的作用。滴速越快，血浆渗透压越高，越有利于快速控制水肿，达到及时脱水的治疗效果。

问题 14. 颅内压增高的表现有哪些？

答：头痛、恶心呕吐、视盘水肿是颅内压增高的三大主征。具体临床表现为：①头痛：为颅内压增高最常见的症状之一，以早晨或晚间为重，部位多在额部及颞部，可从颈枕部向前方放射至眼眶。头痛程度随颅内压增高而进行性加重，用力、咳嗽、弯腰可使头痛加重。②恶心呕吐：呈喷射状，易发生于饭后，当头痛剧烈时易发生恶心呕吐。③视盘水肿：为颅内压增高的客观体征，表现为视盘充血、边缘模糊不清，中央凹消失，视盘隆起。④意识障碍：早期可出现嗜睡、反应迟钝，严重者可出现昏睡、昏迷、瞳孔散大、对光反射消失、脑疝。⑤库欣反应：急性颅内压增高时，可引起血压增高、心率缓慢、呼吸减慢、体温升高等症状。⑥小儿可出现头颅增大、头皮和额眶部浅静脉怒张、颅缝增宽、前囟饱满隆起的表现。

问题 15. 颅底骨折导致脑脊液耳漏或鼻漏，如何进行观察及护理？

答：要先安抚患者的情绪，避免因对疾病的恐惧而焦虑不安；保持患者鼻腔、外耳道通畅，不要填塞，保持局部清洁，避免用力擤鼻涕及打喷嚏；同时保持患者患侧卧位，利于硬膜破裂口愈合，预防逆行感染。在治疗过程中积极使用抗菌药预防感染，观察脑脊液漏的性质，如果出现发热、头痛等症状，及时就医。

问题 16. 什么是垂体瘤？

答：垂体瘤又称垂体腺瘤，顾名思义是指垂体上生长的肿瘤，其中大部分为良性肿瘤，生长较慢。垂体是人体颅腔内的一个腺体，位于脑底部的中央位置，椭圆形，大小如一颗黄豆。垂体体积虽小，功能却不容小觑，堪称人体内分泌的“司令部”，是人体内最重要、最复杂的内分泌腺，所产生的激素对人体代谢、生长、发育和生殖等具有重要作用，还可影响其他内分泌腺的活动。

问题 17. 垂体瘤有什么症状？

答：①内分泌功能的紊乱：女性出现闭经、不孕、月经紊乱，男性出现性欲减退、阳痿等；面容改变，如嘴唇增厚，鼻部增宽，肢端肥大，皮肤增厚、粗糙；糖代谢异常，如血糖升高；除此以外，还会影响呼吸和心血管系统，如打鼾、阻塞性睡眠呼吸暂停综合征、高血压、心肌肥厚。②视力视野障碍：早期垂体腺瘤可无视力、视野障碍。随着肿瘤增大，压迫、侵犯视交叉，则会出现视野缺损和视力障碍。若治疗不及时，肿瘤进一步生长，甚至会导致全盲。③其他神经症状和体征：复视、眼球活动障碍、精神症状、头痛、呕吐等颅内压增高症状，严重者会导致昏迷。

问题 18. 垂体瘤术后为什么要监测尿量？如何监测尿量？

答：垂体瘤术后尿崩症在临床比较常见，如果尿量超过 250 毫升 / 时，持续 1 ~ 2 小时，尿比重低于 1.005，即考虑诊断尿崩症，需要采取药物治疗。尿量增多会引起体内水、电解质平衡紊乱，从而引发心律失常，严重时可导致心脏停搏。监测尿量一般可使用带刻度的尿壶、量杯或子母式集尿袋，每小时记录尿量。

问题 19. 垂体瘤术后出现尿崩是怎么回事？如何处理？

答：垂体瘤术后尿崩主要是由于在手术过程中牵拉或刺激垂体柄所导致，因为垂体柄内含抗利尿激素，当垂体柄受损后，会引起抗利尿激素分泌减少，从而对水的吸收减少，导致大量体液丢失，通过尿液排出。垂体瘤术后尿崩一般会在 48 ~ 96 小时之内出现，随着病情的逐渐稳定，一般在 2 周左右可以恢复。对于发生尿崩症的患者，需要严密观察尿量及尿的颜色，如果是术后短时间内发现的尿崩症，可以短期内服用治疗尿崩症的药物，等待症状逐渐缓解。同时注意补充丢失的液体及动态监测电解质水平，医生可根据中心静脉压监测，结合尿量来指导补液治疗。

问题 20. 开颅术后为什么需要抬高床头 30 度?

答：①可以使膈肌下降、胸腔扩大、肺活量增加，有利于患者呼吸；②可以减少头、颈部术后的出血；③可以增加静脉回流，降低颅内压力，提高脑灌注压；④对于肠内营养的患者来说，可以增强胃肠蠕动，减少食物反流，防止误吸发生；⑤对于机械通气的危重患者，可以预防呼吸机相关性肺炎（VAP）的发生；⑥符合人体生理曲线，增加患者舒适度。

问题 21. 颅脑手术后伤口疼痛，需要忍耐吗?

答：术后伤口疼痛不需要忍耐。因为疼痛发生时，会增加机体的耗氧量，使交感神经兴奋，不利于术后组织修复及身体恢复。同时术后疼痛对心血管、呼吸、泌尿系统以及胃肠运动功能也会有影响，疼痛剧烈时心率会增快，肺功能会降低，有可能导致心脏负荷增加或肺部感染等相关并发症。所以术后疼痛不能忍，需及时告知医护人员，给予相应的止痛处理。

问题 22. 如何预防开颅术后误吸的发生?

答：患者术后误吸是临床比较严重的并发症，但通过预防误吸的相关措施是可以避免的。①体位选择：患者进食时可采取坐位或床头抬高 30 度～ 45 度，保持舒适体位，进食后保持 30 ～ 60 分钟再恢复体位，家属在协助患者进食时，指导患者少食多餐，细嚼慢咽，不要讲话；②针对偏瘫患者：可以选择 30 度半卧位，颈部前倾，肩背垫高，健侧喂食，这样可以利用重力作用将食物摄入和吞咽，减少患侧食物的残留和防止误入气道；③食物的选择：可选择易吞咽食物，首选糊状食物，对于可能存在误吸或者吞咽困难的患者，可以通过添加凝固粉进行摄食训练。

脊髓、脊柱疾病

问题 23. 什么是椎管内肿瘤?

答：椎管内肿瘤又称脊髓肿瘤，包括脊髓、神经根、脊膜及椎管壁组织的原发和继发性肿瘤。肿瘤部位可见于椎管的任何节段，以胸段者最多，颈、腰段次之。根据肿瘤与脊髓、硬脊膜的关系，分为髓内肿瘤、髓外硬脊膜下肿瘤、硬脊膜外肿瘤 3 类，以髓外硬脊膜下肿瘤最常见，约占椎管内肿瘤的 51%。

问题 24. 椎管内肿瘤是恶性肿瘤吗？

答：多为良性，如能早期诊断、及时手术治疗，大都预后良好。恶性肿瘤与髓内肿瘤则预后不良。

问题 25. 椎管内肿瘤什么年龄段容易发病？

答：可发生于任何年龄，以 20 ～ 50 岁多见。除脊膜瘤外，男性多于女性。

问题 26. 脊髓损伤患者为什么需要轴线翻身？

答：轴线翻身的临床意义在于保持患者脊髓在同一水平线上，防止翻身造成脊髓扭曲受损。将患者头部、颈部、腰部保持在一条水平线上，同时、同向翻动。

问题 27. 腰椎管肿瘤术后需要保持俯卧位多长时间？

答：腰椎管肿瘤患者术后一般需要卧床 1 周左右。卧床期间俯卧位的目的是防止伤口局部积液而导致伤口愈合困难。待伤口基本愈合，就不需俯卧，可采取左右侧卧及平卧的体位。

问题 28. 颈椎病患者需要佩戴颈托，颈椎管内肿瘤术后也需要佩戴吗？

答：颈椎管肿瘤及脊髓空洞症患者，手术需要从颈后部入路，颈部肌肉、椎板因为手术需要而被破坏，影响了颈椎稳定性，为了保护颈部椎体稳定性，需要佩戴一段时间的颈托。

问题 29. 颈椎管肿瘤术出院后需要佩戴颈托多长时间？

答：一般需要佩戴颈托 2 ～ 3 个月，佩戴时间过长可能会造成颈部肌肉僵硬。起床时需佩戴，卧床时可解除颈托，使颈部放松休息。患者坐位、侧卧、站立时都需佩戴颈托，佩戴时注意松紧适宜，以能伸入 2 指为宜，过紧容易造成呼吸困难或皮肤压破等问题，过松容易造成固定不牢固，佩戴无效。

问题 30. 腰椎管肿瘤手术患者出院后需要佩戴围腰多长时间？

答：一般需要佩戴 3 个月，佩戴时间过长可能会造成腰部肌肉僵硬。卧床休息时可取下围腰，因为平躺时腰部不受力。3 个月后门诊复查，愈合顺利就可以逐渐取下围腰。所谓逐渐取下就是不要马上脱离围腰的保护，应该逐渐减少佩戴围腰的时间，比如出门戴、在家不戴，逐渐适应后彻底脱掉。恢复工作后不要久站、久坐，术后 3 个月内不建议深蹲，6 个月内最好不要用力弯腰。

问题 31. 腰椎术后俯卧位时如何预防皮肤压力性损伤？

答：患者俯卧位期间注意皮肤管理，避免压力性损伤的发生。具体措施：①避免压迫：协助患者翻身，如患者无法自理，尽量要求陪护人员做到每 2 小时翻身一次，避免同一部位长时间受压、局部血流受阻。有条件者可以使用充气床垫，通过气柱交替式充放气，避免同一部位皮肤持续受压。②避免摩擦：患者卧床时要将身下的衣服和床单拉平，并经常整理床单，避免其出现褶皱及碎屑。患者翻身时避免拖、拉、拽等动作。③避免潮湿：患者出汗时要及时更换衣物，有大小便残留时要及时清洁，同时肛周及尾骶部的皮肤浅薄，注意不要用力擦拭。

问题 32. 如何避免骶管囊肿复发？

答：①观察病情：骶管囊肿有复发的可能，如果患者出现了腰部疼痛、感觉障碍等表现，表明疾病可能复发或者加重，要及时就医；②复查：患者需要按时到医院复查，具体的时间和项目需要遵医嘱；③饮食：尽量避免吃辛辣刺激的食物，这样会引发咳嗽或者强烈的呛咳，造成脑脊液压力改变，导致疾病加重或者复发，所以建议患者健康饮食、均衡营养；④运动：在日常生活中，患者要避免长时间固定姿势工作或学习，要适当运动、劳逸结合，避免过度劳累；⑤避免用力排便：平时规律排便，保持大便通畅，如果出现便秘，可在医生的指导下使用乳果糖等药物促进排便，避免过度用力，造成体内压力改变。

问题 33. 骶管囊肿都需要手术治疗吗？

答：对于无症状的骶管囊肿患者，可随访观察；对于症状性骶管囊肿患者，需视病情轻重和患者意愿选择不同的治疗方式，大体分为保守治疗、介入治疗和手术干预 3 种方式。手术指征：① MRI 证实骶管囊肿存在；②结合患者的临床症状、体征；③通过保守治疗症状不缓解或缓解甚微者；④之前行介入治疗效果不佳或囊肿复发者。

问题 34. 骶管囊肿发生的原因有哪些？

答：骶管囊肿的致病因素目前尚不明确，一般认为与先天发育异常和后天继发创伤、炎症等有关；后天的创伤、炎症及退行性变所导致的局部静脉回流障碍是诱发囊肿形成的原因。

问题 35. 骶管囊肿术后多久可以下地？

答：骶管囊肿患者术后一般卧床 1 周，1 周后可佩戴围腰下地。

问题 36. 骶管囊肿术后多久可以洗澡？

答：骶管囊肿术后，在伤口愈合后即可洗澡，每个人伤口愈合快慢不同，基本在拆线后

1 周伤口即可完全愈合。所以骶管囊肿术后的患者，可在拆线后 1 周开始洗澡，但切勿搔抓伤口。

问题 37. 骶管囊肿患者在生活上应该注意什么？

答：骶管囊肿患者往往会存在骶神经障碍所导致的症状，包括骶尾部麻木、疼痛、二便功能障碍等，所以在生活中可以适当应用药物来控制症状，从而减轻生活不便。如骶尾部、腰部疼痛明显，可酌情口服镇痛药控制；大便无力，可口服缓泻药等。

问题 38. 引起脊髓栓系综合征的原因有哪些？

答：引起脊髓栓系综合征的原因多为先天性的腰骶部脂肪瘤、畸胎瘤、脊髓脊膜膨出、脊髓纵裂、终丝紧张等，各种脊髓手术的术后粘连也有可能造成。

问题 39. 脊髓栓系综合征术后为什么会出现腿痛和麻木？什么时候能完全恢复？

答：①在手术治疗脊髓栓系的过程当中，会对局部神经进行分离和牵拉而产生刺激，所以会导致神经所支配的区域出现感觉异常的症状；②手术治疗牵拉神经导致神经水肿，水肿在术后 48 小时达到高峰，之后逐渐消退，所以术后会出现腿痛及麻木等感觉异常。随着术后恢复及水肿的消退，症状大多会逐渐好转，也有个别患者会遗留终生不适。

问题 40. 如何正确评估肌力？

答：肌力分为 6 级。0 级：肌肉完全不能收缩；1 级：肌肉收缩但无肢体运动；2 级：肢体可在床面做平行移动，但不能做克服重力的动作，不能抬离床面；3 级：能做克服重力的随意动作，但不能对抗外力；4 级：能做抵抗外力的运动，但较正常肌力弱；5 级：正常肌力。可以通过查体检查肢体肌力变化。

问题 41. 脊髓损伤的三大症状是什么？

答：脊髓损伤的三大症状是感觉障碍、运动障碍及二便障碍。①感觉障碍：当脊髓损伤时，可以出现损伤平面以下的皮肤感觉障碍，如皮肤感觉减退、麻木或皮肤温度调节障碍、发汗障碍；②运动障碍：脊髓损伤后可以出现四肢瘫或者截瘫，肢体无力，严重者会有完全瘫痪；③二便障碍：脊髓损伤时括约肌发生障碍，所以出现二便功能障碍，可以出现便秘或二便失禁。

问题 42. 脊髓肿瘤术后常见的并发症有哪些？

答：①神经功能障碍：由于肿瘤压迫、手术牵拉所致的神经短暂性功能障碍，一般在一段时间后即可恢复；但也可能存在永久性神经功能缺失，表现为肢体无力、肢体麻木、二便功能障碍等。②术后血肿：患者出现四肢疼痛进行性加重、感觉障碍和运动障碍等症状。③术后伤口感染：由于皮肤完整性被破坏，在伤口愈合过程中，很容易导致伤口感染，尤其是年老、长期营养不良、长期激素治疗、糖尿病、瘢痕体质者。④伤口愈合不良：一般伤口可在 1 ~ 2 周愈合，但部分位置由于缺少血液及神经营养的作用，往往愈合较慢。

脑血管病

问题 43. 颈动脉体瘤患者如何进行吞咽功能训练？

答：①口唇舌等运动，加强口唇舌的肌肉力量；②颈部的放松训练、构音训练及呼吸训练；③冷热刺激法诱发吞咽反射：用冷水浸湿的棉棒刺激软腭、咽部，引起吞咽；④点头样吞咽：头后仰，随后头向前同时做吞咽动作，有利于清除会咽部的食物残留；⑤转头吞咽：左右转头吞咽有利于清除两侧梨状隐窝残留的食物；⑥健侧吞咽：将食物放入健侧吞咽，增强健侧的吞咽能力，同时带动患侧吞咽。

问题 44. 颈动脉体瘤患者术后多长时间复查？复查什么项目？

答：术后建议半年复查；复查的项目包括颈部增强 MRI 及颈动脉超声检查。

问题 45. 颈动脉狭窄患者颈动脉内膜切除术（CEA）后还需要长期服药吗？

答：颈动脉狭窄患者术后仍需长期服用阿司匹林等抗血小板药物。

问题 46. 颈动脉狭窄患者术后声音嘶哑多长时间可以恢复？

答：一般术后 1 ~ 2 周会好转，少数患者可能延续到术后 6 个月好转，个别患者可能需要更长时间恢复。

问题 47. 颈动脉狭窄患者术后多长时间可以恢复正常运动？

答：术后第 2 天即可下床活动，可根据自身情况正常运动，量力而行。

问题 48. 颈动脉狭窄患者出院后还需要继续监测血压、血脂、血糖指标吗？

答：患者出院后需要继续监测血压、血糖并控制在正常范围，对于确诊颈动脉狭窄之后才开始服用降脂药的患者，需要定期监测血脂情况，进行相关的生化检查。

问题 49. 如何预防脑出血发生？

答：①改变不良的生活方式：戒烟、戒酒，适当锻炼，不要过于疲劳，控制每日摄入的总热量，少吃高糖、高脂、高胆固醇食物；②积极治疗高血压：使用降压药将血压控制在良好的范围；③积极治疗糖尿病：通过饮食和运动控制血糖，必要时在医生指导下使用降糖药物；④保持良好的心态：日常生活中避免过喜、过忧，保持平和的心态；⑤注意合理饮食，避免便秘；⑥脑出血与天气有很大的关系，受寒冷刺激，脑血管收缩，从而使血压升高，因此气候变化时注意保暖，户外运动量力而行。

问题 50. 脑血管病有哪些常见类型？

答：缺血性脑血管病：约占脑血管病的 80%，包括脑梗死、短暂性脑缺血发作等；出血性脑血管病：约占脑血管病的 20%，包括脑出血、蛛网膜下腔出血、硬脑膜外及硬脑膜下出血等。

问题 51. 什么是颈动脉狭窄？

答：顾名思义，就是颈动脉内表面因各种原因变得狭窄。病变一般发生在颈动脉内膜，使颈动脉管腔狭小。发病原因包括动脉粥样硬化、颈动脉夹层及与发育、炎症或自身免疫有关的血管病变等，最常见的是动脉粥样硬化。所谓动脉粥样硬化，打个比方，我们的血管就像一根水管，随着人们年龄的增长，血管也在“使用”过程中不断老化，血管腔内会形成像“水垢”一样的赘生物贴附在血管壁上，造成血管狭窄，阻碍血流的通过。

问题 52. 颈动脉狭窄外科手术治疗方法有哪些？

答：①颈动脉内膜切除术（CEA）：是经典的外科手术，疗效确切；②颈动脉血管成形支架术（CAS）：是一种微创介入手术，效果良好且施行简易，优势是不需全身麻醉、不需开刀、住院时间短，对于高龄、不适合全身麻醉和大型外科手术（例如严重的心脏疾病等）、颈动脉狭窄位置较高等患者尤其适用。

问题 53. 脑血管造影对人体有辐射吗？

答：脑血管造影需要在 X 线下进行操作，因此存在辐射。但脑血管造影辐射剂量远低于人体耐受的最低值，而且检查时间并不长，所以不用担心辐射的影响。

问题 54. 脑血管造影需要全身麻醉吗？

答：如果患者配合，一般只需要局部麻醉；如果患者过于烦躁不安、年龄过小，考虑检查过程中可能会动，影响造影过程，则需要全身麻醉。

问题 55. 脑血管造影术后需要卧床多久？多久可以进食、饮水？

答：此操作如在上肢桡动脉穿刺，术后即可下地活动，但术后穿刺处需要用压迫器压迫止血，术后每 2 小时放气一次，共 3 次。如在下肢股动脉穿刺，需要平卧 6 小时，平卧时除术肢外，其他肢体均可活动。6 小时后可向穿刺肢体侧翻身，以减轻腰酸背痛和肢体僵硬感。下肢股动脉穿刺处予以加压包扎，穿刺侧肢体制动 24 小时，请勿弯曲术肢，不要抬高床头坐起，踝关节适度运动。术后第 2 天，医生将根据情况拆除压迫器。拆除后即可下床活动；造影（局部麻醉）检查后 2 小时患者无恶心、呕吐，即可进食，鼓励多饮水，以利于造影剂和药物排泄。

问题 56. 脑血管病患者如何预防跌倒的发生？

答：①医护人员会评估患者的跌倒风险，根据患者病情及跌倒风险程度开具 24 小时专人陪住医嘱；②保持地面无水渍、障碍物，病室及活动区域灯光充足；③对于躁动患者，适当使用约束带，正确使用床档，患者床椅及轮椅的轮子要固定；④患者起床时，应遵循 3 个 30 秒，避免脑供血不足而发生头晕，引发跌倒。

问题 57. 预防跌倒的“3 个 30 秒”具体怎么做？

答：改变体位时应遵循“三部曲”，即平躺 30 秒、坐起 30 秒、站立 30 秒，然后行走。避免突然改变体位，尤其是夜间。如在行走时出现头晕、黑朦、下肢无力、步态不稳和不能移动，立即原地坐（蹲）下或靠墙，呼叫他人帮助。

帕金森病

问题 58. 易诱发帕金森病的原因有哪些？

答：导致帕金森病的原因目前尚未完全明确，主要考虑与遗传、环境、神经系统老化等因素有关。①遗传因素：研究发现帕金森病不是遗传病，但是有 5% ~ 10% 的遗传倾向；②环境因素：环境中的某些毒素，如除草剂、杀虫剂都有可能导致帕金森病的发生；③神经系统老化：帕金森病主要发生在中老年人群，提示发病与神经系统老化有关。总体而言，帕金森病是多种致病因素相互作用引起的疾病。

问题 59. 帕金森病的手术治疗方法有哪些？

答：手术治疗帕金森病的方法主要有神经核毁损术和脑深部电刺激术（DBS）。具体方法：①神经核毁损术：颅骨钻孔后放入射频电极，损毁苍白球病灶；②脑深部电刺激术：通过立体定向方法进行精确定位，在脑内特定的靶点植入刺激电极进行高频电刺激。因其相对无创、安全和可调控，目前作为治疗的主要选择。

三叉神经痛

问题 60. 如何区别牙痛和三叉神经痛?

答：两者的区别在于以下几点：①持续时间不同，三叉神经痛的疼痛是阵发性的，呈针刺样、刀割样剧痛；而牙痛一般呈持续的钝痛，时间长。②疼痛部位不同，三叉神经痛的疼痛范围大，比如出现额面部疼痛；而牙痛主要局限在牙齿和牙龈。③三叉神经痛的“扳机点”多分布在口角、鼻翼、鼻唇、眼角等处，轻触即可诱发三叉神经痛，“扳机点”是诊断三叉神经痛的重要临床标志。④服药验证法，如果服用普通镇痛药疼痛不见好转，则可排除是牙齿炎症性的疼痛，而是三叉神经痛。如果患者在医师指导下使用卡马西平、加巴喷丁等三叉神经痛药物后疼痛未减轻，就可以排除三叉神经痛，而判断为牙痛。

问题 61. 三叉神经痛有哪些表现?

答：三叉神经痛的表现有三叉神经分布区域内反复发作的短暂性呈电击样、刀割样和撕裂样剧痛，突发突止，每次疼痛持续数秒至数十秒，间歇期完全正常。发作严重时有同侧面肌抽搐、面部潮红、流泪和流涎。

问题 62. 三叉神经痛可以自愈吗?

答：轻微三叉神经痛保养得当，可以避免复发。三叉神经痛的病因主要是神经和血管的粘连、压迫造成的，所以目前还不支持可自行愈合的说法。在治疗上要选择正确的方式，避免面部后遗症的出现。建议患者前往专科医院首先采用药物治疗方法，常用的药物有卡马西平、奥卡西平。如果药物治疗效果不佳，可以到神经外科就诊，采取手术方式进行微血管减压。

问题 63. 得了三叉神经痛在日常生活中需要注意什么?

答：①尽量避免触动常出现在口角、鼻翼、鼻唇、眼角等处的“扳机点”：生活中建议使用温水洗脸、刷牙，避免冷水刺激；②注意气候变化：避免风吹或冷空气对眼部、颜面的刺激；③饮食调整：戒烟、戒酒，建议软烂、易消化饮食，避免辛辣、硬物刺激；④使用药物：口服营养神经药物；⑤心理因素：避免发怒，保持乐观积极的态度。

颅脑外伤

问题 64. 什么是脑挫裂伤?

答：脑挫裂伤主要指暴力作用于头部，引起脑组织的器质性损害，包括脑挫伤和脑裂伤。脑挫伤是脑组织遭受破坏较轻，软脑膜尚完整的损伤；脑裂伤指软脑膜、血管和脑组织同时有破裂的损伤，常伴有外伤性蛛网膜下腔出血。

问题 65. 颅脑损伤保守治疗后，出院还需要卧床休息吗?

答：需要卧床休息静养，避免剧烈运动造成病情加重。患者有头痛、脑水肿、颅内压增高时采取头高位，可以将床头抬高 15 度～ 30 度，以利于颅内静脉回流，降低颅内压，减轻头痛症状。颅底骨折患者脑脊液漏时，取头高位，可以将床头抬高 15 度～ 30 度，利用脑组织重量促使漏口粘连闭合，减轻脑脊液漏。

胸外科篇

肺病

问题 1. 怎样才能做到早发现肺癌？

答：在肺癌有症状之前就行动起来，尽早做肺癌筛查，能够早期发现。如果年龄在50～74岁，符合以下条件，建议做肺癌筛查：①吸烟史：吸烟包年数≥30包年（吸烟包年数=每天吸烟的包数×吸烟年数），包括曾经吸烟包年数≥30包年，但戒烟不足15年；②被动吸烟：与吸烟者共同生活或同室工作≥20年；③肺部相关疾病史：慢性阻塞性肺疾病、肺纤维化等；④有职业暴露史：包括砷、铬、石棉、镍、镉、铍、二氧化硅、柴油废气、煤油烟等暴露≥1年；⑤有一级亲属（指父母、子女及兄弟姐妹）确诊肺癌。

问题 2. 肺癌有哪些临床表现？

答：肺癌早期没有任何症状，但出现以下症状需要警惕，建议及时到医院就诊。①咳嗽：肺癌患者早期可出现2～3周咳嗽，且应用止咳药物治疗后效果不佳。如出现痰中带血，常是高危信号，应该引起高度重视，并尽快前往医院进一步检查。②胸闷、气短：当肿块压迫或堵塞气管、支气管时，胸闷、气短的症状明显，即使休息也不能缓解。此外，肺癌常累及胸膜，造成胸腔积液，逐步加重呼吸困难。③胸部疼痛：部分肺癌患者可出现咳嗽时伴有胸痛的异常表现。这是由于肿瘤组织持续生长，侵及胸膜、神经或骨骼肌肉，这时胸、背、肩部可出现间歇性、持续性疼痛。④声音嘶哑：如果肿瘤生长部位距咽喉较近，易侵袭控制声带的神经，此时出现逐渐加重的声音嘶哑。肺癌引起的嘶哑，在治疗后症状不仅不会好转，反而加重。

问题 3. 肺癌术后疼痛正常吗？

答：肺癌术后的疼痛是比较明显的，手术可能损伤或者压迫肋间神经，损伤胸膜，以及管路刺激，都是造成患者术后疼痛的原因。肺癌术后活动可能会加重疼痛，但坚持活动和咳嗽是必需的，有助于术后康复，且能有效预防肺部感染、肺栓塞等术后并发症。除切口周围疼痛外，还可能主要表现为腹部及前胸、背部疼痛，这些都是正常现象。

问题 4. 肺癌手术切除了部分肺组织，肺功能还能恢复到正常状态吗？

答：肺癌术后肺功能是可以得到恢复的，但能否恢复到正常状态要根据手术切除范围、手术时间、术前肺功能状况及术后肺代偿的情况来具体评估。相关研究显示，楔形切除对肺功能的影响微乎其微，肺段及肺叶切除会对肺功能造成一定影响，全肺切除时肺功能损失的程度最大。有研究表明，术后 3 个月左右肺功能会有一定的恢复。可以通过以下几种方式来帮助恢复肺功能：①缩唇腹式呼吸训练；②有效咳痰训练；③使用呼吸功能训练器；④吹气球；⑤吸氧；⑥有氧耐力训练，如爬楼梯训练。

问题 5. 怎么做缩唇腹式呼吸训练？

答：它是呼吸功能训练的一种方式，通过有效的气体交换，帮助患者提升肺功能。练习缩唇腹式呼吸时，可以采取坐位、卧位和站立位。训练方法如下：①平静呼吸几次后，将一只手平放于腹部，呼吸时可以感受到腹部隆起。②嘴唇闭紧，从鼻孔吸气。吸气时，可以感受到腹部隆起。③屏住呼吸 1 ～ 2 秒，再将嘴唇缩成吹口哨样，缓慢呼气，同时放松腹部，可感受到腹部下沉。

问题 6. 肺癌术后如何进行有效咳嗽、咳痰？

答：有效咳嗽、咳痰可以帮助患者清除痰液，减少肺部感染。进行咳嗽、咳痰训练时，可采取坐位、半坐卧位。具体操作如下：①取坐位或半坐卧位，身体稍前倾。双手轻轻按压于伤口处，减少咳嗽震动造成的伤口疼痛。②做几次腹式呼吸后，深吸气。③屏住呼吸 3 秒，然后张口咳嗽。咳嗽时，腹肌用力，腹壁收缩。

问题 7. 肺癌术后如何进行正确叩背咳痰？

答：痰液黏稠不易咳出时，可辅以人工叩背。①时机：可在使用吸入性化痰药物 10 ～ 15 分钟后、餐后 2 小时至餐前 30 分钟期间。②体位：坐位或侧卧位。③叩背手势：手指弯曲并拢，使掌侧呈杯状“中空”，就像手握了只鸡蛋的感觉，五指要并拢，利用腕关节自然、有节奏地叩击背部，不是手掌拍击“啪、啪、啪”的声音，而是手内含有空气的“空、空、空”声音。④叩背的顺序：由下向上、由外向内，有节律地叩击背部，避开脊柱、肩胛骨及肾区。⑤叩背频率及时间：1 秒钟叩背

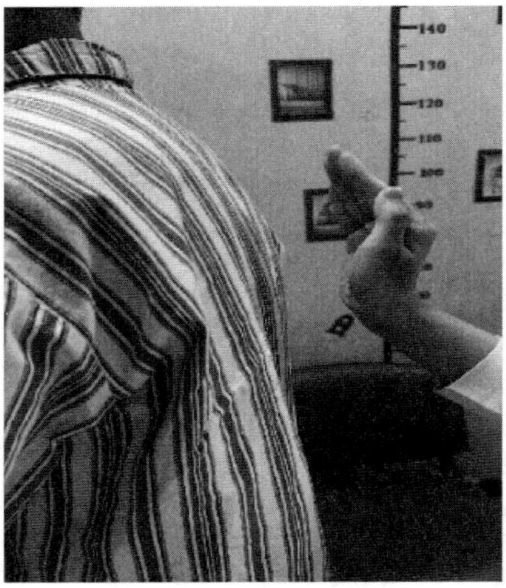

2次效果最佳，每天叩3～4次，每次叩背5～10分钟（一个部位3～5分钟）。⑥叩背排痰虽有用，但以下为禁忌证：肋骨骨折、胸骨骨折、咯血、肺水肿、血栓高危人群、低血压以及近期心肌梗死、肺栓塞等患者。

问题8. 如何使用呼吸功能训练器？

答：①打开包装，取出呼吸训练器；②从手柄处取出带咬嘴的伸缩管，将伸缩管拉到所需长度，再将伸缩管一端与呼吸训练器的进气口连接；③深呼气，尽可能将体内的空气排出，然后含住咬嘴，以深长均匀的吸气使指示球尽可能长时间地保持升起状态；④移开呼吸训练器深呼气，不断重复第3步、第4步，进行呼吸训练5次后，深吸气，然后憋气3秒，再用力咳嗽、咳痰，如此反复训练10～15分钟后，以正常呼吸休息。每次使用完毕后，将呼吸训练器的咬嘴用清水清洗、晾干备用。

问题9. 如何进行吹气球训练？

答：选好合适的气球，容量800～1000毫升，先深吸气，后含住气球，尽量把肺内气体吹进气球内。每次3～5分钟，每日3～4次。如气球存在漏气或弹性降低，则需及时更换。

问题10. 肺癌术后可以进行哪些运动？

答：有氧运动可以明显改善肺癌患者的功能障碍，提升患者心肺功能，减轻呼吸困难，加强运动储备，改善焦虑情绪与生活质量。待伤口完全愈合，术后身体恢复良好后，可进行适当的活动。针对不同的年龄和不同的病情，可以选择不同的运动训练：①上下楼运动：时间以体能耐受为准，2次/日。②室外交替散步或慢跑：散步1小时左右，慢跑30～50分钟。③原地蹲起运动，每次从5个开始，逐渐增加，3次/日。④伤口愈合良好、体力允许的情况下，适当游泳对肺活量的提升也有帮助。⑤其他适合的有氧运动还有骑脚踏车、舞蹈、打太极拳、做八段锦、打羽毛球等。

问题11. 肺癌术后活动有哪些注意事项？

答：①锻炼时，患者应取舒适的体位，全身放松，过度紧张使全身耗氧和呼吸肌做功增加而加重呼吸困难。②不穿过紧的衣服，以免影响锻炼效果。③呼吸功能锻炼不宜空腹及饱餐时进行，宜在饭后1～2小时进行。④体质弱者应从小运动量开始，开始时速度不要太快，以每次10～30分钟为宜，每天1次，以不感疲劳为度。随着呼吸肌功能的不断改善，逐渐增加锻炼的频率、延长锻炼的时间。初始锻炼时呼气宜轻缓，不可过度用力呼气，以防过度换气和呼吸肌疲劳，也不要长呼气，过长呼气可导致呼吸急促。⑤由于老年患者易疲劳，在锻炼中有咳嗽等情况应中途间歇，观察呼吸、脉搏。呼吸以较安静时增加＜5次/分，保持脉搏不超过100次/分为宜。⑥有骨转移的患者应避免剧烈运动，避免发生病理性骨折，影响后续治疗及生存质量。

问题 12. 肺切除术后饮食有哪些注意事项?

答：肺切除术后尽快恢复正常饮食，没有忌口，但由于术后患者身体虚弱，可以多吃些高蛋白的食物，有利于身体恢复，例如肉、蛋、奶、鱼虾等优质蛋白食物；适当补充新鲜水果、蔬菜等，保持大便通畅；不推荐过多应用补品、营养品。

气　胸

问题 13. 气胸术后能坐飞机吗?

答：能，但是建议气胸治愈半个月之后再坐飞机。由于飞机在上升过程中机舱压力快速下降，而胸腔压力并不能很快达到平衡，因此就出现了胸腔内压力明显高于胸外压力，对于气胸患者就很有可能造成复发。气胸术后恢复良好，没有出现胸闷、气短、呼吸困难等现象，则半个月后可以坐飞机。如果有胸闷、呼吸急促等症状，则不能坐飞机，防止症状加重。

问题 14. 气胸术后可以奔跑吗?

答：术后 3 个月内为了避免气胸复发，不可以做剧烈奔跑、跳跃等运动，建议做舒缓的运动，如慢走、打太极拳、做八段锦。之后可循序渐进地过渡到正常运动。

问题 15. 气胸会复发吗?

答：气胸是很易复发的，尤其是自发性气胸，它主要是由肺大疱导致，而肺大疱属于先天性肺发育不良的一种表现，当自发性气胸保守治疗后，其复发率是很高的，相对来说，手术治疗后复发率会降低。不过因为患者存在先天性肺发育不良现象，所以会不断产生新的肺大疱，因此相对较易复发。其中，部分患者可在首次发病后 1 个月内复发。如不注意做好预防措施，自发性气胸 5 年内的复发率为 28%，而继发性气胸复发率更高，可达 43%。

问题 16. 如何预防气胸复发?

答：①平时要注意休息，休息环境应舒适、安静，同时在生活中应注意避免剧烈用力，尽量不要用屏气动作，如潜水、水下活动可增加气胸复发率，且在潜水上升过程中增加张力性气胸的发生风险，所以气胸患者一般不建议进行类似的活动。②气胸患者如果是通过手术治疗的，出院后 3 ～ 6 个月不要做手提重物、手臂用力上举、扩胸等动作及运动，同时也应避免剧烈运动，以防诱发气胸复发。③平时应注意预防上呼吸道感染，尽量不要剧烈咳嗽，同时注意增加营养，以提高身体免疫力。④注意合理饮食，平时应选择清淡、有营养的食物，可多吃新鲜的蔬菜、水果，以补充各种维生素和营养，注意保证营养均衡。⑤戒烟可显著降低原发性气胸的复发率。

食管疾病

问题 17. 食管癌术后就可以像术前一样正常吃饭吗?

答：食管癌术后顺利康复后，是可以逐步恢复经口进食的，但由于患者术后食管、胃的解剖生理发生变化，术后饮食与术前相比也有很大变化，饮食上需要注意以下几点。①术后饮食不能着急，要循序渐进，慢慢适应，慢慢训练。②食物应新鲜、多样化，不食腌制、油炸、辛辣刺激性食物，不吸烟、不饮酒。③进食应少量多餐，细嚼慢咽。④不要吃过硬的食物，如骨头、带刺的鱼肉，应选择易消化的食物，避免食物损伤吻合口，造成严重后果。⑤进食或饮水后应保持身体直立，多走动，增进肠胃蠕动，不能马上卧床，以免引起食物反流。⑥睡前 2 小时不能进食，睡觉时适当抬高床头，以免引起食物反流。

问题 18. 食管癌术后反酸，饮食有哪些注意事项?

答：做完食管癌术的患者，由于消化道生理结构重建，易发生反流、反酸等情况。①易引起反酸的食物：辛辣、刺激性的食物，如辣椒、生葱、生蒜、洋葱以及胡椒；过酸的食物，如柑橘类的水果（柚子、橙子等）和果汁、较浓的醋汁等；油腻的食物以及甜食，如油炸食品、巧克力、冰激凌、坚果、蛋糕、奶油；黏性比较大的食物，如糯米；浓茶、咖啡、碳酸饮料等含有大量咖啡因，可以增加胃酸的产量，加重反酸症状。②不易引起反酸的食物：碱性食物可中和胃酸，在一定程度上保持胃内的酸碱平衡，如面食，包括馒头、面条、包子；蔬菜，包括莲藕、油菜、白菜、茼蒿等；水果，如香蕉、柿子、梨等。这些碱性食物有助于缓解症状。

问题 19. 什么是鼻肠管?

答：将导管由鼻腔经食管插入小肠，主要用于不能经口进食患者的肠内营养，一般插入 90 ~ 110 厘米。通过鼻肠管供给食物和药物，保证患者摄入足够的热能、蛋白质等多种营养素，满足其对营养和治疗的需要，促进康复。鼻肠管作为营养供给的主要通道，可以满足机体对水、电解质及营养物质的需求，在患者的整个病程中扮演着重要的角色。

问题 20. 鼻饲期间的注意事项有哪些?

答：①鼻饲液温度：一般选择 37 ~ 40 摄氏度，过低引起腹泻，过高容易烫伤黏膜。②鼻饲速度：根据个体差异遵医嘱调控速度。速度过快容易导致腹胀或潴留，从而增加因鼻饲液反流而发生吸入性肺炎的风险；速度过慢容易有饥饿感，并且容易发生堵管。③鼻饲液开启有效期：鼻饲液开启后需放入冰箱冷藏，24 小时内用完。④鼻饲时的体位选择：由于术后生理结构发生改变，容易引起反流，鼻饲时需要保持半卧位或坐位，可以通过垫枕头的方式将床头抬高至少 30 度，鼻饲后不能立刻平躺，身体条件允许的情况下，可以进行适当活动。

问题 21. 鼻饲管堵管的常见原因及处理方法有哪些?

答：①鼻肠管常见的堵塞原因：鼻肠管的管径小、材质柔软，营养液、食物和药物颗粒等均易附着、沉积于管壁，从而造成管腔的堵塞；管饲的食物及药物，特别是药物粉末是造成管腔堵塞的常见原因；输注方式与速度不当，滴注过程中因为肠内营养液比较黏稠，会因患者体位活动而发生变化，速度不易控制，故容易引起堵管；在鼻肠管肠内营养结束后，未及时采用脉冲式手法冲管，冲管液量不足，导致营养液的残渣遗留、附着于管壁上，形成凝固状态，导致堵管发生。鼻饲期间正确的冲管方法为：采用 40 毫升温水脉冲式冲管，每 4 小时冲管一次，鼻饲前后也需要进行冲管，可有效预防堵管。②发生堵管的处理方法：可尝试用可乐冲管，可乐中含有的碳酸成分可帮助溶解部分食物残渣及凝块，冲管过程中可配合挤压管路；切忌暴力冲管，以防鼻饲管发生破裂；如果尝试冲管无效，需及时返回医院由医生进行处理。

介入血管科及成形科篇

脑血管疾病

问题 1. 颈动脉为什么会狭窄？

答：颈动脉狭窄主要是由动脉粥样硬化引起的，是动脉血管壁上沉积了一层蜡样的脂类，使血管壁弹性降低，管腔狭窄，也有少数患者是因为放疗和颈动脉炎等引发。

问题 2. 颈动脉狭窄只能置入支架吗？

答：目前手术方式有 2 种，即颈动脉支架置入术和颈动脉内膜剥脱术。

问题 3. 颈动脉支架置入术后，血管还会再狭窄吗？

答：有个别患者会发生支架内再狭窄，在支架内仍然可以形成斑块。这也是反复强调按时服药、定期复查的重要原因。

问题 4. 颈动脉支架置入术后，血管再狭窄该怎么办？

答：部分患者根据情况可以采取药物治疗，必要时需要再次手术治疗。

问题 5. 脾气急躁为什么会影响脑血管？

答：因为情绪波动大的时候，血管收缩，容易导致循环不畅，血管狭窄。颅内动脉瘤也会诱发瘤体破裂出血，所以要尽量避免情绪波动。

问题 6. 便秘为什么会影响脑血管？

答：长期便秘的患者，排便时用力过大，会引起血压升高；颅内动脉瘤也容易导致瘤体破裂出血。

问题 7. 脑血管疾病出院后多久复查？

答：常规复查时间为出院后 1、3、6 个月，术后 1 年内一定要定期复查。如果出现突然的头痛、肢体活动受限，一定要第一时间到急诊就诊。

问题 8. 脑血管疾病术后，出院带药需要一直服用吗？

答：需要。做完支架置入术后 3 个月内必须服用抗血小板药物，预防支架内急性血栓形成。3 个月时门诊复查，医生会根据检查结果调节药物用量。

问题 9. 脑血管疾病术后，还需要监测血压吗？

答：需要。因为血压越高，脑卒中的发生率就越高。如果血压一直平稳，可以复查时和医生沟通，遵医嘱监测。

问题 10. 为什么做完手术血压比以前降低了？

答：由于术中进行支架释放时，颈动脉窦压力感受器感受到刺激，反射性引起血压降低。

问题 11. 居家测量血压正常，还需要服用降压药吗？

答：一定不能自行停药。没有了药物的作用，血压就又升高，忽高忽低的血压对血管的危害更大，而且每种降压药物的降压作用都是有限的，不会无限降压。坚持服药，达到动态平衡，使血压维持在相对稳定的状态，有助于疾病恢复。

问题 12. 血脂降到正常的范围，还需要服用降脂药吗？

答：需要。降脂药的目的是促进血脂代谢，保持血脂在较低状态，有利于疾病恢复，否则高脂血症对大动脉血管还会造成很大的损害。

问题 13. 脑血管疾病术后，还能继续服用催眠药吗？

答：可以，但是一定要注意服用药物的时间和药物副作用。

问题 14. 服用两种抗血小板药物会不会引起出血？

答：会增加出血风险，但是相比于支架内血栓形成，权衡利弊，其风险低得多。

问题 15. 服用抗凝药物期间，该怎么观察有无出血？

答：需要常规观察皮肤有无出血点、瘀斑，口腔黏膜有无出血点，还有牙龈出血、小便颜色发红等，这些是最常见的出血症状，如果有，一定要及时来医院，医生会为您做检查，必要时需要调整药物剂量。

问题 16. 脑血管疾病患者什么情况下需要尽快来医院？

答：出现头晕、记忆力减退、突然言语不利、肢体活动不灵活、肢体麻木等症状，要及时来医院就诊。

梗阻性黄疸

问题 17. 经皮肝穿刺胆道引流术的作用是什么?

答：①解除胆道梗阻：经皮肝穿刺胆道引流术（PTCD）可以使胆汁顺利排出体外，减少胆管受压，缓解梗阻性黄疸的症状。②改善肝功能：胆汁淤积会影响肝功能，PTCD 能够解除胆道梗阻，使肝功能得到改善。③控制胆道感染：胆道梗阻容易引起感染，PTCD 放置胆管内支架可有效预防胆道感染的发生，或通过引流清除局部感染。

问题 18. 正常的引流液是什么样的?

答：正常引流出的胆汁颜色为清亮、金黄色或深黄色。

问题 19. 如何倾倒引流液?

答：引流袋内液体需要及时倾倒，这样做可以防止液体过多对管路造成牵拉。倒液体时引流袋位置不能高举超过管路穿刺点，这是为了防止液体反流，引起感染，倾倒时通常需低于管路穿刺点 30 厘米以上。

问题 20. 引流袋中倒出来的液体需要计量吗?

答：需要计量。居家期间，建议每日晨起倾倒液体，记录 24 小时内引出的胆汁量。如果引流量突然减少或增多，一定要及时来医院就诊。

问题 21. 留置经皮肝穿刺胆道引流术引流管期间，可以正常活动吗?

答：通常会使用黏性好的敷料将管路粘贴在皮肤上。但在日常生活中，仍需多加注意，勿提重物，行动幅度不要过大，卧床休息时可用别针将管路固定在床旁，避免管路被牵拉、扭曲、打折和脱出。

问题 22. 留置经皮肝穿刺胆道引流术引流管期间可以洗澡吗?

答：可以洗澡，但要避免盆浴。淋浴时可以用防水贴或保鲜膜覆盖管路穿刺点。沐浴后查看敷料是否潮湿或脱落，如果浸湿或脱落，需要及时更换。

问题 23. 经皮肝穿刺胆道引流术引流管中引不出液体了，该怎么办?

答：当出现引流液明显变少、穿刺部位有大量黄色胆汁渗出、黄疸症状加重时，应考虑引流管堵塞、移位或脱出的可能，需要及时就医，查找原因并处理。

问题 24. 留置经皮肝穿刺胆道引流术引流管期间，多长时间进行换药？

答：导管固定装置、透明敷料每周更换 1 次，普通无菌敷料每隔 2 天更换 1 次；出现渗血、渗液或可能脱落的情况，需随时更换。

问题 25. 留置经皮肝穿刺胆道引流术引流管期间，出现什么情况需要及时就医？

答：若发现引流袋内液体突然减少或颜色改变，出现腹痛、高热、黄疸加重、恶心呕吐、皮肤瘙痒、灰白色大便等症状，都要及时就医。

问题 26. 留置经皮肝穿刺胆道引流术引流管期间，皮肤瘙痒怎么缓解？

答：日常穿着宽松、舒适的内衣，剪短指甲，避免抓挠。保持皮肤清洁，可以选择温水擦浴或淋浴，禁止盆浴，不要大力揉搓皮肤，不使用高温热水及碱性肥皂；洗澡不宜过勤。如果皮肤干燥，可涂抹含有少量油脂的润肤乳；瘙痒明显，可涂抹新鲜芦荟汁或炉甘石洗剂，也可在医生指导下口服抗过敏药物。

主动脉夹层、腹主动脉瘤

问题 27. 动脉瘤是肿瘤吗？

答：不是。动脉瘤是由于动脉壁局部薄弱、张力减退形成的异常扩张或膨出，不是来源于细胞异常增殖的肿瘤。

问题 28. 如何预防动脉瘤破裂？

答：①注意休息，生活规律，避免剧烈运动；②戒烟、戒酒，保持环境安静；③饮食要清淡、易消化，低盐、低脂、高纤维素、高维生素饮食，可以多吃些新鲜的蔬菜和水果；④避免用力提重物；⑤保持大便通畅，避免用力排便、剧烈咳嗽等引起腹肌收缩、增加腹腔压力的动作。

问题 29. 腹主动脉瘤破裂可能出现什么症状？

答：瘤体破裂最明显的表现就是剧烈的腹部疼痛，可能出现恶心、呕吐、腹胀、呕血以及便血的表现，还可能会出现心动过速、呼吸困难、血压下降等。

问题 30. 腹主动脉瘤患者术前可以按摩腹部吗？

答：不可以，否则可能会导致腹腔内压力升高，压迫瘤体，严重者会导致瘤体破裂。

问题 31. 主动脉夹层、腹主动脉瘤患者术前可以提重物吗？

答：不可以。用力提重物时，腹肌收缩会导致腹腔内压力升高，压迫瘤体，严重者会导致瘤体破裂。

问题 32. 剧烈咳嗽对主动脉夹层、腹主动脉瘤有影响吗？

答：正常情况下，偶尔的轻咳影响不大，但是剧烈咳嗽或剧烈运动容易导致动脉瘤破裂。

问题 33. 腹主动脉瘤患者术前可以用力排便吗？

答：不可以。尽量保证自然排泄，不可以用力排便，用力排便时会引起腹肌收缩，导致腹腔内压力升高，压迫瘤体，严重者导致瘤体破裂。

问题 34. 腹主动脉瘤患者术前可以使用开塞露吗？

答：不可以。在灌肠过程中有可能会刺激腹主动脉瘤，引起瘤体破裂，所以要在医生的指导下应用缓泻药或者灌肠剂。

问题 35. 腹主动脉瘤患者血压控制在什么范围？

答：收缩压 100 ～ 120 毫米汞柱，舒张压 60 ～ 80 毫米汞柱。

问题 36. 主动脉夹层、腹主动脉瘤患者出院后需要多久复查？

答：医生建议术后 3 个月内复查增强 CT。

下肢深静脉血栓

问题 37. 哪些人容易患下肢深静脉血栓？

答：久坐不动、长时间乘坐交通工具的人群；长期卧床者、外科手术后患者；骨折、外伤史的患者，既往有栓塞、梗死、下肢血管疾病史的患者。此外，血液高凝人群，如高龄、肥胖、肿瘤患者以及孕产妇，都是下肢深静脉血栓的好发人群。

问题 38. 下肢深静脉血栓有哪些表现？

答：下肢深静脉血栓一般表现为患肢肿胀、疼痛，皮肤颜色发红、温度升高。

问题 39. 下肢深静脉血栓有哪些危害？

答：典型体征包括下肢水肿、湿疹、继发静脉曲张和溃疡形成，严重者会影响生活质量。另外，栓子脱落易引发肺栓塞，是排名第三位的致死类血管疾病。

问题 40. 下肢深静脉血栓患者能按摩、热敷下肢吗？

答：严格禁止。按摩、热敷都易导致血栓脱落，可以通过抬高下肢缓解肿胀不适感。

问题 41. 滤器植入术后为什么要将滤器取出？

答：因为滤器长期植入有导致下腔静脉阻塞和较高位置的深静脉血栓复发的风险，为减少以上并发症，一般使用临时滤器，待发生肺栓塞的风险降低后再取出滤器。

问题 42. 下肢深静脉血栓术后还需要每天量腿围吗？

答：需要。每天测量腿围的目的是可以根据腿围的变化，初步预测血栓进展和改善程度，也可以观察溶栓抗凝药的治疗效果。

问题 43. 如何预防下肢深静脉血栓？

答：分为基础预防和物理预防。基础预防包括抬高下肢、深呼吸，以及踝泵训练。踝泵训练是借助下肢肌肉的舒张与收缩产生的对血管的压力来使血管内的血流增快，从而达到预防血栓的目的。具体做法为：足背伸（勾脚）30 度、踝跖屈（绷脚）45 度，每个动作保持 3 ~ 5 秒钟交替，每日 10 ~ 15 次，每次 20 ~ 30 组，可安排不同的时间节点进行，每次 3 ~ 5 分钟。物理预防包括穿着抗血栓弹力袜、间歇性充气加压装置、足底静脉泵等。除此之外，医生也会根据体格检查、实验室检查结果，指导下肢深静脉血栓高危人群口服或注射抗凝药物，务必遵医嘱应用抗凝药并定期复查。

下肢静脉曲张

问题 44. 下肢静脉曲张术后需要卧床休息吗？

答：术后建议不要减少活动，可以正常上班、上学，术后正常行走可以促进下肢静脉回流，避免下肢深静脉血栓形成，但应避免剧烈运动和过度劳累。

问题 45. 下肢静脉曲张术后弹力袜要穿多久?

答：术后即刻开始穿弹力袜，持续穿 48 小时，48 小时之内活动或休息时都需穿着。48 小时后可在卧床休息时脱下弹力袜，但进行其他活动时务必穿好。按此要求严格穿弹力袜至少 2 周，复查时由医生决定是否继续进行弹力袜治疗。

问题 46. 下肢静脉曲张术后多久可以洗澡?

答：伤口闭合以后就可以洗澡。

问题 47. 下肢静脉曲张手术伤口多久能恢复?

答：术后大约 1 周伤口闭合。

问题 48. 下肢静脉曲张术后伤口痛，可以服用镇痛药吗?

答：术后会存在轻度疼痛，因为所有敷料覆盖处均为 2 ～ 3 毫米的小切口，可在医生指导下使用镇痛药。

问题 49. 下肢静脉曲张术后回家，伤口怎么换药?

答：伤口敷料需保持清洁、干燥，术后 48 小时有切口处可以按照术后指导，去除纱布并自行更换创可贴。术后 8 ～ 10 天可以自行除去所有敷料。换药过程中若伤口出现流脓、流液、出血、胀痛加重等情况，一定要及时就医。

下肢动脉硬化闭塞症

问题 50. 下肢动脉硬化闭塞症患者为什么要控制血糖?

答：75%左右的糖尿病患者会出现下肢动脉硬化闭塞症，也是导致下肢截肢的主要原因。维持血糖水平稳定可以减缓疾病进展，增加患肢的留存率，提高生活质量。

问题 51. 下肢动脉硬化闭塞症患者如何保护双脚?

答：①穿着柔软舒适的布鞋、软皮鞋和运动鞋，不要选用硬皮鞋、塑料鞋。②穿着柔软、合脚、透气性好、松紧适中、内无接缝的棉袜。③每天进行足部自我检查，观察双足，包括足底，查看有无红肿、伤口及其他创伤，早发现、早治疗。④改正不良的穿鞋习惯，避免光脚穿鞋、室外光脚走路，避免足部烫伤，保持足部润滑。⑤足部若有胼胝（老茧）、鸡眼、足癣等，建议到正规医院处理，不要自行处理，以免导致足部破损。

问题 52. 下肢动脉硬化闭塞症患者为什么总是脚凉?

答：由于下肢循环缺血，足部血液循环障碍，导致足部温度低、发凉。

问题 53. 下肢动脉硬化闭塞症患者脚凉可以使用热水袋暖脚吗?

答：不可以。下肢动脉硬化闭塞症患者常伴有足部感知觉异常，热水袋虽然会缓解脚凉的症状，但会增加烫伤的风险。可以通过泡脚缓解，建议水温不超过 40 摄氏度，泡脚时间不大于 20 分钟，泡脚后选用柔软、吸水性好的毛巾擦干。

问题 54. 下肢动脉硬化闭塞症患者为什么走路时会脚痛?

答：这是因为走路的过程中，下肢血液循环不通畅引起局部组织缺血，导致脚痛。

问题 55. 下肢动脉硬化闭塞症患者术后是不是应该少走路?

答：不是。在预防跌倒的前提下，最好适量运动。下肢动脉硬化闭塞症患者走路痛是下肢循环缺血的表现。术后有规律的行走锻炼可增加侧支血管的数量和直径，促进康复，延缓疾病进展。

问题 56. 下肢动脉硬化闭塞症患者术后怎么做功能锻炼?

答：下肢动脉硬化闭塞患者术后应遵循“动则有益，多动更好，适度量力，贵在坚持”的原则，坚持以行走锻炼为主的身体活动。根据个人情况，可以选择慢速、中速、快速行走，建议以每周 150 ~ 300 分钟身体活动为目标，制订运动锻炼计划，每周 3 次，每次从 15 分钟开始，逐渐增加至每次 45 ~ 50 分钟。当行走时感觉到劳累或疼痛后，可以继续行走 50 ~ 100 米，有利于下肢血管侧支循环的建立。

问题 57. 下肢动脉硬化闭塞症患者卧床期间如何做下肢功能锻炼?

答：勃式运动（Buerger 运动）：第一步，患者仰卧，患肢抬高 45 度（也可以搭在墙上），坚持 2 ~ 5 分钟；第二步，患者坐起，小腿下垂，双足、足趾向上、下、内、外各方向活动 5 ~ 10 次，重复 2 ~ 5 分钟；第三步，将患肢平放休息 2 分钟；第四步，重复 5 ~ 10 次。Buerger 运动每天 3 ~ 5 次。

问题 58. 下肢动脉硬化闭塞症术后还需要服药吗?

答：需要继续服药并且按时遵医嘱复查，医生会根据检查结果调节药物用量。

皮肤扩张器置入

问题 59. 什么情况下要置入皮肤扩张器？

答：①面积大、无法直接缝合的瘢痕。对于面积过大的瘢痕，直接缝合张力过大，导致瘢痕变宽或形态不良，此时，可以考虑置入扩张器治疗。②颜面部等易变形区域的瘢痕，直接缝合可能导致功能和美观的损害，扩张器可以帮助逐渐扩张周围组织，使创面更好地愈合，从而减少颜面部牵拉导致的变形。

问题 60. 皮肤扩张器多长时间注水一次？

答：第一次注水为手术时，注入扩张器容积 1/10 的 0.9%氯化钠注射液。第二次注水为术后 14 天。此后每 3 ～ 5 天 1 次。

问题 61. 每次皮肤扩张器注水后，扩张皮肤疼痛，正常吗？

答：注水后一般会有胀感，但没有疼痛感。如疼痛逐渐加重，需要及时就医。

问题 62. 皮肤扩张器置入术后的自我管理要点有哪些？

答：①扩张器部位的皮肤防止睡觉时压迫、外力的碰撞、锐器的刺穿，勿揉搓，注意保暖，防止冻伤。②扩张器置入术后 14 天开始注水，遵医嘱按时到医院注水，在注水过程中如有不适，及时告知医务人员。③每次注水后回家需要观察扩张器部位皮肤血液循环情况，如发现皮肤苍白、青紫，及时复诊。④预防感染，保持扩张器部位清洁、干燥，如发现局部发红、皮肤温度升高，需要及时就诊。⑤每次注水时携带“扩张器注水记录表”，由医生签字并记录。

问题 63. 皮肤扩张器置入术后可以洗澡吗？

答：7 ～ 10 天缝线处伤口愈合后可以洗澡。

问题 64. 皮肤扩张器置入术后洗澡时需要注意什么？

答：洗澡期间动作要轻柔，洗澡前可用塑料贴膜包裹住注水口，以免水通过外置注水口渗入扩张器内。如为头部扩张器，尽量避免注水口直接冲水，如为四肢部位的扩张器，可抬高患肢等。

问题 65. 皮肤扩张器置入术后，日常活动需要注意什么？

答：谨记三个“避免”和一个“禁止”，即避免局部受压，避免剧烈运动，避免外伤，局部禁止抓挠。

问题 66. 置入皮肤扩张器的部位可以受压吗?

答：不要长时间压迫扩张器区域，否则会影响扩张区域的皮肤血运。

问题 67. 什么情况下需要来院就医?

答：扩张部位颜色变暗、温度降低、张力过大、皮肤出现水疱；正常为注水后有胀感而无痛感，观察到扩张器渗漏或外露、扩张部位塌陷和周围肿胀；内置注射壶有移位、扭转，外置注射壶断裂等情况时，及时就医。

问题 68. 皮肤扩张器露出来怎么办?

答：取出部分扩张器内注射液，使扩张区域皮肤松弛，大量出血可使用纱布压迫止血。保护好伤口，予以扩张器妥善固定，立即就医。

问题 69. 居家怎样自我观察扩张的皮肤是否正常?

答：有无颜色变暗、温度是否较周围皮肤降低、张力是否过大，局部有无红、肿、热、痛，扩张部位皮肤有无塌陷或周围肿胀。

皮肤肿物切除

问题 70. 皮肤肿物切除术后多长时间拆线?

答：颜面部 7 天左右，躯干 10 ～ 12 天，四肢关节部位 14 天左右。如果愈合比较差，可能时间稍微晚一些，老年人愈合比较慢，也会延长拆线时间。

问题 71. 皮肤肿物切除术出院后怎样避免伤口感染?

答：保持伤口清洁、干燥，避免用手抓挠，遵医嘱定期换药。合理清淡饮食，适量高蛋白饮食，忌烟、酒、辛辣食物等。唇周及面颊附近手术忌食硬度过大、需要用力咀嚼的食物，避免因切口张力过大而裂开。

问题 72. 皮肤肿物切除术拆线后可以洗澡吗?

答：可以。但在拆线 48 小时后，皮肤愈合良好的情况下，避免搓洗伤口部位。如果切口出现红肿、渗出、化脓或者伤口裂开等情况，则不能洗澡，需要及时就医。

取皮、植皮、皮瓣修复术

问题 73. 取皮部位还会长出新的皮肤吗?

答：会的。因为取皮取的是表皮层，2 ～ 4 周会长出新皮肤。

问题 74. 为什么要在头顶部取皮?

答：①相比其他部位的皮肤，头皮的愈合能力更强。②头皮组织丰富，含有丰富的血管和神经，能够提供充足的营养和氧气，有利于切取的皮肤生长和愈合。③毛发生长周期较长，一般在 2 ～ 6 年，意味着在同一区域可以多次进行取皮手术，而不会对头发的正常生长造成明显影响。

问题 75. 留置伤口引流管期间活动时要注意什么?

答：①引流管妥善固定好，没有牵拉的情况下再进行活动，预防管路脱出。②引流管路保持通畅，要注意管路不能打折。③注意引流球是否一直处于负压状态。

伤口愈合不良负压封闭引流技术

问题 76. 伤口愈合不良，为什么要行负压封闭引流技术?

答：行负压封闭引流技术能有效改善创面微循环，持续不断地对创面渗出物、炎性介质及坏死组织进行引流，从而促进创面愈合，缩短治疗时间，改善预后。

问题 77. 行负压封闭引流技术后可以下床活动吗?

答：可以。在想下床活动时，医务人员会断开管路，并把管路固定好。患者在活动时要注意保护管路，避免在活动中管路受到牵拉，预防管路脱出，同时也避免因管路牵绊造成跌倒。因为这是一项无菌的专业操作，所以患者不能自己断开管路。

问题 78. 行负压封闭引流技术的伤口冲洗速度越快越好吗?

答：不是。冲洗速度过快会导致伤口创面过于湿润，不利于伤口愈合，所以不能自己随便调整冲洗速度。

医疗美容科篇

颅颌面手术

问题 1. 下颌角术出院后，颈颌套还需佩戴多久？

答：佩戴颈颌套虽然影响美观，但是可以起到加压包扎的作用，有利于后期恢复。颈颌套的佩戴时间一般是术后的 7 ～ 14 天，每天 24 小时持续佩戴。在此之后再间断佩戴 1 个月，为不影响白天工作、生活时的外貌，可以考虑每天夜间睡眠时佩戴。

问题 2. 下颌角、下颏术出院后多久能刷牙？需要注意什么？

答：伤口拆线 24 小时后可先用漱口水漱口，拆线 48 小时后可以刷牙，但是要使用软毛刷，只刷牙齿，不要触碰牙龈，因为这时牙龈还很敏感，容易造成伤口出血。拆线 1 个月后可以逐渐过渡到日常刷牙习惯。

问题 3. 下颌角术后如何做张口练习？

答：建议术后 1 个月后开始做张口练习。方法：练习咬筷子的动作，根据术后的张口情况放入 1 ～ 2 根筷子咬住，每天 2 次，每次 20 分钟。如此坚持 1 周后，可较之前增加 1 根筷子，以此类推，循序渐进地恢复至术前张口程度。

问题 4. 颧骨、下颏截骨术后内固定用取出来吗？

答：颧骨、下颏截骨使用的内固定并不是必须取出，内固定的存在也不会增加日常生活的不适，一般情况下也不会出现感染等严重问题。如果有取出内固定的需求，也可以根据情况在术后 6 ～ 8 个月由医生取出。

问题 5. 下颌角术后，口腔内切口是否需要拆线？多久拆线？

答：为了促进伤口愈合，下颌角术后口腔内的手术切口会使用缝线进行缝合，这种缝线建议拆线。一般情况下，此部位伤口愈合很快，因此建议术后 2 周至 1 个月内遵医嘱拆线。

问题 6. 颧骨截骨降低内固定术后能做磁共振成像吗？能坐飞机吗？

答：颧骨截骨降低内固定术后可以做磁共振成像，也可坐飞机。因为手术使用的是钛合钉，材料成分主要为钛合金，不影响安检，所以可以乘坐飞机。但做磁共振成像检查前需要向检查医生说明体内有钛合金内固定的情况。

问题 7. 下颏、颧骨术后打喷嚏、咳嗽会使内固定装置移位吗？

答：下颏、颧骨术是使用钛钉、钛板固定的，固定牢靠。正常生活中的讲话、进餐等均不易造成内固定装置移位，打喷嚏、咳嗽等瞬时口腔压力增大的动作也不会使内固定装置移位。但手术以后要避免手术区域的暴力外伤，如冲撞、拳打等。

问题 8. 下颌角和颧骨术后多久能吃坚硬的食物？

答：下颌角或颧骨术后早期，要尽量不进食坚硬食物，如啃食整支玉米、啃骨头，以及需要用力咬食的食物。主要是因为进食坚硬食物时会带动咬肌和颧骨周围的肌肉加强用力，进而影响骨骼对位和手术切口的愈合，但并不是永久限制进食坚硬食物。下颌角和颧骨术 1 个月后，可循序渐进，从软食逐渐过渡到正常饮食。但早期还应避免食用过硬和需要张口角度过大的食物。

问题 9. 做完颧骨整形后面罩需要佩戴多久？

答：为了颧骨术后颧骨部位稳固定形，建议佩戴面罩 7 ～ 10 天比较安全。

问题 10. 佩戴上颌后缩外牵引架的患者睡觉时可以左右翻身吗？

答：佩戴上颌后缩外牵引架回家的患者，睡觉时身体可以左右翻身，头面部可以小幅度左右转动，但应避免压迫、剐蹭和外力撞击牵引架，以免牵引架脱出。

问题 11. 佩戴上颌后缩外牵引架的患者出院后外牵引架需要消毒吗？

答：上颌后缩的外牵引架不用特别消毒，因为切口在口腔内，口腔本身就不是无菌环境，但要注意保持口腔清洁和卫生，防止食物残渣、细菌等影响伤口愈合。

问题 12. 上颌后缩外牵引架需要佩戴多久？

答：上颌后缩外牵引架的佩戴时间与上颌骨愈合时间有关，牵引的目的是在骨骼愈合过程中进行持续牵引，以改善上颌骨后缩问题。一般而言，需要佩戴 4 ～ 6 周，具体时间需遵照医嘱执行。

问题13. 上颌骨、下颌骨外伤术后多久能正常饮食？需要注意什么？

答：上颌骨、下颌骨外伤术后需要1个月左右才可以正常饮食，尽量选择清淡、易消化的食物，也可以进食新鲜的水果和蔬菜，不建议选择辛辣刺激的食物，以及不易咀嚼的食物，避免啃食整支玉米、啃骨头，以及需要用力咬食的食物等。

问题14. 颅颌面外伤术后内固定需要取出吗？

答：颅颌面外伤术后的内固定可以取出，也可以不取出。一般来讲，可以根据个人需求选择是否取出内固定。取出时间主要由骨折的愈合情况而定，一般在1年左右。

问题15. 面部外伤术后口腔内弹力牵引多久拆除？其间如何进行口腔护理？

答：面部外伤术后口腔内弹力牵引一般会在手术后1个月左右拆除。拆除牵引前，要注意保持口腔清洁，每天饭后及睡前应使用生理盐水漱口或用冲牙器冲洗牙齿，防止口腔内残留食物残渣。

问题16. 面部外伤后瘢痕明显吗？如何预防？

答：面部外伤后会遗留瘢痕。因此，在发生面部外伤时，需要及时清洗、消毒、缝合，遵医嘱在伤口处涂抹抗生素来预防感染，以减少形成瘢痕的风险。伤口愈合后，也可以遵医嘱通过激光或手术的方法来减轻瘢痕。

乳房手术

问题17. 假体隆胸术后需要做乳房按摩吗？怎么按摩？

答：假体隆胸术后，为了防止包膜挛缩等并发症，保证手术效果，建议进行乳房按摩。一般术后7～10天拆线，伤口愈合拆线后，就可以开始做乳房局部按摩了。按摩具体方法：①双手垂直于胸壁按压假体或胸下垫小枕俯卧，轻轻压迫假体；②平卧位，左右手分别按摩对侧乳房，轮换（分别）向下、外、内方向轻轻推挤假体，1个月后可向上方轻轻推挤。每次15～20分钟，每日2～3次。开始时可能不适，力度可稍轻，以后逐渐加大力度。按摩后，若胸部皮肤出现肿胀甚至淤血，应暂缓。按摩需坚持3～6个月。

问题18. 假体隆胸术后如何预防假体移位？

答：假体隆胸术后1个月内不要做上肢大幅度动作或负重及剧烈运动。双侧上肢高抬动作不能过肩，不能提重物，不能做跑步、游泳等剧烈运动；遵医嘱持续应用弹力带或穿着塑形胸衣，以便于固定假体；1 个月后，假体位置基本固定，可以改为穿着无钢托胸衣，促进舒适度。

问题 19. 假体隆胸术后如何选择合适的胸衣？

答：假体隆胸术后是可以正常穿戴胸衣的，但由于放置了假体，因此选择胸衣时需要注意：肩带松紧度适宜，底围高度要在现有乳房的下皱襞水平处，底围松紧度适宜，并建议选择无钢托胸衣。

问题 20. 假体隆胸术后如何自我判断是否发生包膜挛缩？

答：假体隆胸术后早期，若出现包膜挛缩的征兆，一般表现为胸部按摩时手感有一点硬，因为包膜逐渐变厚，假体周围腔隙变窄，这时可以通过按摩方法来改善。在隆胸术后中后期，会因为包膜收紧、变形、变硬而有疼痛感，若乳房变形，胸部按摩时可以触摸到明显的假体轮廓，应及时与医生联系。

问题 21. 假体隆胸术后会影响正常哺乳吗？

答：假体隆胸术后不会影响正常哺乳。因为隆胸术使用的假体，其位置通常放在乳房的后间隙或胸大肌下面，避开了分泌乳汁的乳腺组织，因此是不会影响乳腺的发育和哺乳功能的。

问题 22. 巨乳缩小上提术后，胸衣需要 24 小时穿戴吗？

答：巨乳缩小上提术后 24 小时需要穿戴胸衣，而且建议使用运动胸衣。因为乳房缩小上提术后的最初 1 个月，使用运动胸衣对乳房可以起到加压固定塑形的作用，所以最好 24 小时连续穿戴。

问题 23. 巨乳缩小上提术后，如何选择运动胸衣？

答：选择运动胸衣时，要注意肩带、背带要够宽，减轻负重；运动胸衣下缘要有弹性且宽度够宽，以便向手术伤口局部加压，帮助塑形；运动胸衣罩杯要贴合均匀，穿戴时不容易移位。

问题 24. 巨乳缩小上提术后如何预防伤口瘢痕？

答：巨乳缩小上提术的切口一般会在乳房下皱襞、乳晕周围等位置，术后可能会留下细微的印记。为了预防瘢痕明显，术后 1 个月内不要吃辛辣、海鲜、刺激类食物；伤口拆线后，遵医嘱正确使用抗瘢痕药物；术后 3 ～ 6 个月是瘢痕增生期，会有痒感，要避免抓挠。

问题 25. 乳腺癌患者行乳房假体再造术出院后，日常生活需要注意哪些方面？

答：乳房假体再造术后，患侧上肢不可提重物，且不可用力甩动，尽量减少经患侧上肢采血、静脉输液等操作，避免患侧上肢皮肤破损和感染；术后 3 个月内禁止剧烈运动，应循序渐进，3 个月后运动量恢复正常；应每日观察假体位置，确定假体有无移位，避免撞击、挤压，防止假体破裂或渗漏；术后避免食用辛辣、海鲜、刺激类食物，可以多吃富含蛋白质、纤维素和维生素的食物。

问题 26. 乳腺癌患者行乳房再造术后可以穿戴胸衣吗？应该如何选择？

答：乳房再造术后是可以穿戴胸衣的，但要把握好开始穿戴的时间。一般来讲，乳房再造术后的 2 周内不可穿戴胸衣；2 周后才可穿戴无钢托胸衣，至少需经过 1 ～ 2 个月的时间，才可穿戴有钢托的胸衣，且选择胸衣时要注意尺寸，不可对乳房造成很大的压迫。

问题 27. 男性乳腺增生去除术后多久可以健身？

答：由于上肢的部分活动姿势会带动乳房部位的皮肤和皮下组织一起移动，因此，为了促进伤口愈合，男性乳腺增生去除术后早期要适当减少上肢的一些活动，主要包括：术后 2 周内避免上肢高抬活动；术后 1 个月内避免上肢过度活动，如打球、游泳、开车、搬提重物等；1 个月后可以适当进行上肢的上举拉伸运动。

问题 28. 男性乳腺增生去除术后伤口有积气、积液怎么办？

答：男性乳腺增生去除术会切除乳房的部分腺体和皮下组织，因此，手术区域可能会有少量积气、积液，一般属正常现象。手术后会使用弹力绷带加压包扎，使皮肤与皮下组织更加贴合，并促进积气、积液的排出。这些积气和积液通常会在手术后 1 周左右自行吸收。若触摸胸部有波动感，同时伴有疼痛，需要及时来院复诊。

问题 29. 腋臭术后多久可以做上肢运动？

答：由于腋臭术的切口就在腋窝部位，上肢的每一次活动都会带动腋窝的皮肤和皮下组织移动。因此，腋臭术后 1 个月内上肢活动范围有所限制，活动时要注意避免手部过肩，术后 1 个月后可适当进行上肢的上举拉伸运动，并循序渐进，逐渐恢复上肢的正常活动。

颜面部手术

问题 30. 眼部整形手术出院后，居家应该怎样护理眼部伤口？

答：拆线前，伤口不可接触生活用水。为减轻眼周肿胀、减少伤口出血，应进行眼部冰敷。在术后 3 天内，每日冰敷 2 ～ 3 次，每次 30 分钟。可以使用袋装牛奶冷藏后进行冰敷，或者使用一次性冰袋。拆线前应避免进食过硬的食物，以免造成面部表情肌肉过度运动牵拉，引起眼部伤口出血；同时也要避免食用过热的食物，以免引起眼部伤口出血。若眼部伤口无出血，无视物模糊等情况，按时返院换药拆线即可。若眼部有血痂，不可直接用手暴力剥离血痂，以免引起出血。若眼部伤口有出血或者分泌物等情况，应及时就医处理。

问题 31. 眼部整形手术出院后，眼睛肿胀严重怎么办？

答：眼部整形手术后，眼周皮肤会出现一定的肿胀期，通常 72 小时后开始逐步消肿。可以通过以下措施来缓解眼周肿胀：①在术后 3 天内，可以使用一次性冰袋或袋装牛奶冷藏后进行冰敷，每日冰敷 2 ～ 3 次，每次 30 分钟。②遵医嘱口服抗生素类药物或消肿药物。③卧床休息时抬高床头，高度相当于 2 个枕头叠在一起的厚度，以促进肿胀消退。眼部伤口拆线前，少做弯腰低头动作，避免剧烈运动，以免加重眼周肿胀。④减少熬夜，避免长时间使用电脑、手机等过度用眼的情况。

问题 32. 眼部整形手术出院后，视物模糊怎么办？

答：眼部整形手术后，若出现视物模糊，可能有以下几种原因：①手术后眼周皮肤会轻度水肿、泪腺分泌不均而出现视物模糊，一般在手术后 72 小时内会逐步缓解，可遵医嘱使用人工泪液促进眼部舒适。②手术后未注意眼部的清洁和卫生，使眼部受到了细菌感染，导致眼部分泌物增多，从而影响视物的清晰度。此时，应及时使用生理盐水辅助清洁眼部分泌物，并遵医嘱使用抗生素滴眼液。如视物模糊症状超过 72 小时仍未缓解，请及时就医。

问题 33. 眼部整形手术出院后，眼部应该冰敷还是热敷？

答：眼部整形术后 72 小时内需要冰敷。冰敷可以使血管收缩，减少出血，也可以降低眼周组织对疼痛刺激的敏感性，减轻疼痛感。冰敷的方法：使用一次性冰袋或袋装牛奶冷藏后进行冰敷，每日冰敷 2 ～ 3 次，每次 30 分钟。热敷可以促进眼周肿胀消退，但要在 72 小时以后才能进行。过早热敷将有可能增加眼部伤口出血的风险。热敷时应注意温度，建议使用 40 ～ 50 摄氏度的温热毛巾，热敷持续时间在 30 分钟内，不可过长，以免发生烫伤。若手术后眼周只是轻微肿胀，且不影响日常生活，也可不进行热敷。

问题 34. 鼻部整形手术出院后，发现鼻部伤口有血痂怎么办?

答：鼻部整形术后伤口有血痂是正常现象，请不要担心。如果伤口出现血痂，可使用生理盐水棉签协助清理血痂，清理时动作轻柔，须待血痂软化后轻轻剥离并轻拭伤口，之后涂抹少量红霉素软膏即可。若血痂不易去除，又影响呼吸或者舒适，可以返院由医护人员协助处理，一定不要直接用手暴力剥离血痂，以免引起出血。

问题 35. 鼻部整形手术以后，可以擤鼻涕吗?

答：鼻部整形术后早期，尤其是术后 1 个月内，应该尽量避免用力擤鼻涕，如果此时擤鼻涕，可能会导致鼻腔内部的压力增大，容易使伤口局部肿胀、疼痛的症状加重，不利于伤口愈合。如有分泌物，应该使用清洁的纸巾或棉签轻拭去除。其间应注意随气温变化及时添减衣物，防止受凉而发生感冒。一般而言，鼻部整形手术 3 个月后可以逐步恢复正常。

问题 36. 哪些鼻部整形手术后需要佩戴鼻夹? 要戴多久?

答：鼻夹可以起到固定支撑的作用，保持鼻梁挺拔，利于恢复。因此在膨体隆鼻、硅胶假体隆鼻、肋软骨隆鼻、耳软骨隆鼻、鼻中隔软骨整形、宽鼻截骨、歪鼻矫正、鼻骨骨折复位等手术后均需要佩戴鼻夹。鼻夹一般需要佩戴 7 ～ 10 天，不可过早拆除，以免影响鼻部塑形。拆除时需返院由专业医护人员来操作，切勿自行摘除，以免造成不必要的损伤。

问题 37. 唇部整形手术后，唇部应该冰敷还是热敷?

答：为减轻唇部整形手术出血和水肿，唇部整形术后 72 小时内需要冰敷。72 小时内不可热敷，否则会增加伤口出血的风险。若 72 小时后唇部仍然肿胀，可以遵医嘱进行热敷，热敷时应注意温度，建议使用 40 ～ 50 摄氏度的温热毛巾，热敷持续时间在 30 分钟内，不可过长，以免发生烫伤。若热敷不能减轻唇部肿胀，或热敷后反而肿胀加重，并伴有疼痛感，则应停止热敷，并返院复诊。

问题 38. 唇部整形术后，进食需要注意什么?

答：唇部整形术后的 48 小时内建议进食温凉、流质饮食，可以使用小勺或吸管协助进餐，以避免张口过大的动作，餐后立即漱口清洁口腔，避免食物残渣残留。若伤口缝线周围有食物残渣，可使用生理盐水棉签轻轻擦拭。术后 48 小时后可恢复正常饮食，1 周内忌烟酒、鱼虾、辛辣刺激等食物，每次用餐后及时漱口，口唇部可以涂抹红霉素软膏保持湿润。

问题 39. 唇部整形术后会遗留瘢痕吗? 怎样预防?

答：唇部整形术后是否留有瘢痕一般与切口位置、患者本身是否为瘢痕体质等因素有关。口腔黏膜上的切口一般不易留有瘢痕，但唇缘、口角等位置可能会留有细微瘢痕。为了预防及减少瘢痕形成，应遵医嘱按照规定时间拆线，同时尽量减少张口过大等夸张的表情动作；以拆线后的 2 ～ 3 天开始，可遵医嘱使用抗瘢痕药物进行预防。

问题 40. 唇部整形术后多久可以纹唇？需要注意什么？

答：唇部整形的手术切口一般在红唇唇缘、口角、唇黏膜等位置，大部分手术需要拆线，因此在伤口愈合前不建议对唇部进行过多的操作，以免影响伤口愈合和手术效果。因此，唇部整形术后不能立刻纹唇，要间隔 1 个月以上，同时也要根据唇部充血水肿情况酌情决定。

问题 41. 除皱术后会遗留瘢痕吗？怎样预防？

答：除皱术的切口会设计在耳前、耳后、发际线内等隐蔽部位，并进行精密缝合。经过 3 ～ 6 个月后，缝线部位正常情况下会形成一条白线，不易被发现。为了避免遗留瘢痕，术后 1 个月内避免进食辛辣刺激及海鲜类食物，待伤口拆线后，可遵医嘱使用抗瘢痕药物进行预防。

问题 42. 除皱术后什么时候可以洗头发？需要注意什么？

答：一般情况下，除皱术后 6 天去除包扎后就可以洗头发，洗头发的时候不要用力揉搓抓挠，动作要轻柔，并且控制好水温在 40 摄氏度左右为宜，洗完头发要及时吹干，并在伤口处涂抹红霉素软膏预防感染。

脂肪手术

问题 43. 腹部吸脂后需要穿塑身衣吗？要穿多久？

答：腹部吸脂手术中会注射一定量的膨胀液，穿着塑身衣可以促进膨胀液的排出，还能促进表皮和皮下组织的贴合，起到加压、固定、塑形的作用。塑身衣一般需要穿 3 个月，前 1 个月需要 24 小时持续穿戴，后 2 个月间断穿戴即可。

问题 44. 腰腹部吸脂后，活动时需要注意什么？

答：腰腹部吸脂术后，如果床边站立无头晕、头痛、恶心、呕吐等不适症状，就可以下床活动，身边最好有陪伴，以免跌倒。起床活动要注意做到“3 个 30 秒”，即如果是睡醒起床，则应在醒后 30 秒再坐起；坐起后 30 秒再站立；站立后 30 秒再行走。体位变换后如有心悸、头晕不适，可适当延长每个体位的时间至无不适。持续有严重的心悸、头晕、黑矇等不适，休息不能缓解，则建议暂缓活动，家属全程陪同协助生活护理。一般在术后5天，就可以恢复日常轻体力文案工作和生活，术后1个月内避免剧烈运动和肌肉训练，1个月后可酌情逐渐恢复训练及运动，活动量一定遵守循序渐进的原则。

问题45. 面部吸脂术后瘢痕是否明显？如何预防？

答：面部吸脂术后的伤口通常比较隐秘，伤口愈合后会有轻微痕迹，但一般不明显。伤口拆线3天后，可以遵医嘱使用抗瘢用品预防瘢痕增生。此类用品一般含硅酮成分，可以抑制伤口附近的毛细血管再生，使瘢痕内蛋白质含量减少，压力下降，进而使瘢痕软化，从而起到预防瘢痕的作用。

问题46. 面部吸脂后需要佩戴弹力面罩吗？佩戴几天？

答：面部吸脂术后佩戴弹力面罩可起到局部加压、固定、塑形的作用，使面部皮肤更贴合于皮下组织，促进生长和恢复，同时，面罩的压迫作用还可以使吸脂区域的皮肤更加平坦顺畅，以保持手术效果。佩戴时间无须很长，一般在术后的5～7天内佩戴即可，必要时遵医嘱调整佩戴时间。

问题47. 面部脂肪填充术后多久可以洗脸？需要注意什么？

答：面部脂肪填充术3天后可洗脸，宜用清水洗脸，5天后可以使用洗面奶洗脸，但动作要轻柔，不可用力揉搓，以免面部填充部位的脂肪发生移位，影响手术效果。

问题48. 做完面部脂肪填充术后，可以涂面霜、做美容护肤吗？

答：做完面部脂肪填充术5天后，伤口结痂完全脱落后可以涂面霜；术后3个月内最好不做美容护肤，如面部按摩，以免面部按摩后造成脂肪移位，影响术后效果。

问题49. 面部注射透明质酸后，多久可以化妆？需要避开注射位置吗？

答：面部注射透明质酸的穿刺点，一般都是极为细小的针眼，不易察觉。但由于是通过穿刺皮肤进行的操作，这些极为细小的针眼也是与外界相通的，因此注射部位愈合前，不建议接触生活用水，且不涂抹粉底等化妆品。术后2周左右可以进行正常化妆，此时注射部位已愈合，不需要避开注射位置。

问题50. 面部脂肪填充术后，是否需要防晒？

答：面部脂肪填充术后1个月需要做防晒措施。因为术后角质层比较薄，皮肤比较脆弱、敏感，对紫外线的防护能力降低，若不防晒，紫外线很容易照射到皮肤深层，引起色素沉着或晒斑。

问题 51. 腹壁整形术后会便秘吗？如何预防？

答：腹壁整形术后，很多人会由于活动时腹部伤口疼痛而惧怕活动，使得每天的总体活动量较少，肠蠕动能力减弱，容易产生便秘。建议多进食富含维生素及纤维素类的蔬菜和水果，如芹菜、苹果，若仍然排便困难，可遵医嘱使用开塞露或缓泻药，以避免用力排便使腹内压增高而影响伤口愈合。

问题 52. 腹壁整形术后为什么需要间断拆线？

答：腹壁整形术切除的腹壁皮肤及皮下组织面积一般比较大，切口也比较长，缝合后皮肤张力会相应大一些。因此，在拆线时，采用间断拆线的方法，分 2 ～ 3 次将全部的缝线拆完，这样做有助于减轻切口的皮肤张力，更利于伤口愈合。如果一次性将切口手术缝线全部拆除，会有伤口不愈合的风险。

问题 53. 怎样减轻腹壁整形术后的瘢痕？

答：腹壁整形术后留有瘢痕是正常现象，一般较轻，且瘢痕会随着时间逐渐变浅、变软。而且，为了减轻瘢痕，可以在拆线后遵医嘱使用抗瘢用品，若为瘢痕体质，或使用抗瘢用品后瘢痕仍然明显，并伴有明显瘙痒、瘢痕发硬等情况，则需要到医院就诊，并遵医嘱使用激光治疗、局部注射激素类药物或手术切除等方法去除瘢痕。

血 管 瘤

问题 54. 聚桂醇注射血管瘤术出院后，注射部位应该怎样护理？

答：聚桂醇注射血管瘤术出院后，仍需保持注射区的干燥、清洁；注射点愈合前，不建议接触生活用水，以免增加感染风险；同时，要关注血管瘤注射区域的症状，若注射区出现轻微肿胀、疼痛、麻木等情况，通常会自行消退，如果症状不缓解或持续加重，请及时就医。

问题 55. 聚桂醇注射血管瘤术后多久可以运动？应该注意什么？

答：聚桂醇注射血管瘤术后的开始运动时间，因血管瘤所在位置不同而有所差别。若血管瘤不在四肢等位置，一般不影响活动。可在 1 个月后逐渐恢复体育锻炼，但要避免血管瘤部位的磕碰、挤压，防止外伤。若血管瘤在四肢，则需遵医嘱调整运动时间和强度。

问题 56. 聚桂醇注射血管瘤术后多久可以洗澡?

答：聚桂醇注射血管瘤术后伤口一般只是一个穿刺点，非常微小。但鉴于血管瘤瘤体内注射了聚桂醇药物，药物在瘤体内发挥作用需要一定的时间，因此洗澡的时间还是建议在术后 5 ～ 7 天再开始，且水温不宜过高，以 35 ～ 40 摄氏度为宜，以免导致瘤体内血管扩张。

问题 57. 血管瘤切除术后可以洗澡吗？应该注意什么？

答：一般情况下，血管瘤切除术后，伤口可正常生长愈合，愈合时间根据伤口所在人体位置略有差别。若在颜面部，一般需要 5 天左右愈合，颈部需要 7 ～ 10 天愈合，四肢需要 14 天左右愈合。在伤口愈合之前，不建议伤口接触生活用水，以免影响愈合速度，同时建议在伤口拆线的 24 小时后才可以淋浴，且动作要轻柔，不可用力揉搓手术区域，1 个月内不可泡澡或蒸桑拿。

妇科篇

异位妊娠

问题 1. 为什么异位妊娠（宫外孕）术后还要再做阴道 B 超？

答：一般术后 4 周左右手术创面才能愈合，术后 4 ~ 5 周会有一次正常的月经，月经干净后 1 ~ 3 天复查阴道 B 超，可以清楚地观察到附件区的恢复情况。同时还要采血检查血人绒毛膜促性腺激素（HCG）的水平，以确定手术恢复情况。

问题 2. 异位妊娠术后什么时候可以再准备妊娠？

答：一般异位妊娠术后 3 ~ 6 个月以后可以开始备孕，具体时间以手术方法、异位妊娠类型和恢复情况为准。建议备孕前到医院进行全面检查。

问题 3. 异位妊娠术后，还会有第二次异位妊娠吗？

答：有可能，而且概率会比其他人更高一些。因为异位妊娠患者多数情况下存在盆腔炎症或输卵管功能异常、粘连、畸形等，因此，务必在术后进行复查，备孕前进行孕前检查。

问题 4. 异位妊娠术后，多久可以游泳和健身？

答：异位妊娠术后，等待一次正常月经干净后，即可参加游泳锻炼。术后 1 个月内不建议进行跑、跳、负重等剧烈运动，待术后复查各方面指标均正常，再进行健身锻炼。

子宫肌瘤

问题 5. 子宫肌瘤剔除术后出院需要观察什么？

答：术后需要观察体温，腹部伤口有无渗血，有无腹痛、腹胀、阴道出血等情况。如果出现发热、伤口渗血、剧烈腹痛或持续腹痛不缓解、腹胀明显不缓解、阴道出血量大于月经量或淋漓不净，则需要及时就医。

问题 6. 子宫肌瘤剔除术会导致不孕吗？

答：子宫肌瘤可能导致不孕、流产和其他不良妊娠结局。子宫肌瘤剔除术后，子宫逐渐愈合、恢复，并不会影响妊娠，但要做好复查工作，以保证自己可以正常受孕。

问题 7. 子宫肌瘤剔除术后还会再生长肌瘤吗？

答：有可能。患者的年龄、初潮年龄、肌瘤数目、术前妊娠史、子宫肌瘤家族史等是子宫肌瘤复发的影响因素，所以术后定期复查是很有必要的。

问题 8. 子宫肌瘤剔除术是否会影响月经？

答：子宫肌瘤剔除术后可能会出现月经改变，主要取决于肌瘤的生长部位，尤其是对于肌瘤凸向宫腔的情况，术后可能会出现阴道不规则出血，但大部分患者在术后 2 个月左右能恢复，术后需要进行复查。如果出现阴道出血时间长，需及时就医。

问题 9. 子宫肌瘤剔除术后多长时间可以妊娠？

答：根据患者自身恢复情况，肌瘤的位置、数量及大小，术后妊娠的时间也有所不同。一般至少需要术后 3 ～ 6 个月才可开始备孕。建议术后定期复查，根据病情决定。

子宫内膜异位症

问题 10. 子宫内膜异位症术后为什么还要继续用药？

答：手术去除异位的内膜是目前首选的治疗方法，但手术难以完全清除所有病灶，术后也可能出现新的异位内膜，易复发。因此，手术后需要配合适当的药物治疗以及长期的自我管理，养成良好的生活习惯，保持平和的心态，定期随访。

问题 11. GnRH-a 类药物是什么？

答：GnRH-a 类药物是促性腺激素释放激素激动剂，是目前公认治疗子宫内膜异位症最有效的药物，临床常用的有戈舍瑞林、亮丙瑞林、曲普瑞林等。

问题 12. GnRH-a 类药物的作用是什么？

答：异位的内膜病灶像野草一样，在体内寻找机会“扎根”，雌激素会帮助它们“落地生根”。GnRH-a 类药物的作用类似农民使用的除草剂，长期使用（6 个月）会使体内雌激素处于低水平，从而抑制异位内膜的生长。

问题 13. GnRH-a 类药物怎么使用?

答：常见的用药方案是月经开始的 5 天内注射第 1 针，每 4 周 1 针，根据疾病程度，一般需要注射 3 ~ 6 针。

问题 14. 为什么用了 GnRH-a 类药物反而出现腹痛呢?

答：这是因 GnRH-a 类药物的“点火效应”。在开始注射后的 2 周内，会短暂地升高体内雌激素水平，过后才出现雌激素水平降低，因此，用药 2 周左右会有疼痛加重、少量阴道出血等现象，不要因此而自行停药。

问题 15. GnRH-a 类药物有什么副作用?

答：由于 GnRH-a 类药物降低体内雌激素水平，因此会引起围绝经期症状，如潮热、失眠、抑郁、骨质丢失等。

问题 16. 为什么在用 GnRH-a 类药物期间，还需要加用一些雌激素类药物?

答：研究发现，体内雌激素水平维持在一个特定水平时，既不会刺激异位的内膜生长，也不会引起围绝经期症状，因此医生可能会根据个体情况应用一些口服或外用的雌激素类药物，让体内雌激素维持在这一水平，这些药物要遵医嘱使用，不能自行停药或者更改剂量。

问题 17. 子宫内膜异位症患者生活中需要注意什么?

答：子宫内膜异位症患者应尽量避免食源性雌激素的摄入，例如蜂王浆、胎盘素，另外要注意作息规律，进行适当的锻炼，维持正常体重，因为当体内脂肪细胞比例上升时，会促进雌激素分泌，从而使子宫内膜异位症易复发。

问题 18. 子宫内膜异位症术后多久能妊娠?

答：鼓励有生育需求的子宫内膜异位症患者积极尝试自然受孕。但还应根据年龄，内膜异位症的病变程度、范围和症状，以及卵巢储备功能和其他不孕因素综合评估。有生育需求的患者，应先评估夫妻双方生育力，积极鼓励自然受孕，术后试孕 6 个月，仍未成功妊娠的，建议至生殖专科就诊。

子宫切除术

问题 19. 子宫切除术后有少量阴道出血，正常吗？

答：术后 1 ～ 2 周内有少量阴道出血且不伴随其他不适症状属于正常现象，应注意观察。阴道残端出血是子宫切除术后阴道出血的主要原因，多发生在术后 2 周，其主要原因与个人营养状况、伤口愈合状态等因素有关。若伴有出血量多于月经量（通常可与月经第 1 天或第 2 天比较）或出血时间较长（大于 2 周）或其他不适症状，应及时就诊。

问题 20. 腹腔镜行子宫切除术后，居家该怎么保护伤口？

答：保持伤口敷料处的清洁、干燥，注意观察伤口有无红肿、渗液及发热等症状，如有则应及时就医。术后 7 ～ 10 天可去除伤口敷料，待结痂脱落之后可淋浴。出院后应均衡饮食，适当增加高蛋白食物，以促进伤口愈合。

问题 21. 子宫切除术后多久可以有性生活？

答：患者在子宫切除术后，需要到医院进行复查，了解子宫的恢复情况，复查后结果正常 2 ～ 3 个月可逐渐恢复性生活。避免过早过性生活，以免影响伤口愈合。

问题 22. 切除了子宫会不会影响激素的分泌？

答：女性内分泌功能受卵巢分泌功能影响，如果只做了子宫切除术、卵巢保留，仍可以维持体内的内分泌功能。

问题 23. 子宫切除术后是否会提前进入更年期？

答：如果是单纯切除子宫，保留卵巢，维持卵巢功能正常，一般情况下不会导致更年期提前。

问题 24. 子宫切除术后需要进行盆底功能锻炼吗？

答：需要。子宫切除术后患者也需进行盆底功能锻炼，如凯格尔运动，可以促进盆底功能恢复，预防盆底功能障碍性疾病。

子宫颈癌

问题 25. 宫颈癌术后为什么要留置尿管？

答：宫颈癌术范围比较大，对盆底的神经、肌肉、血管等组织均造成损伤，这些组织参与排尿，如果不留置尿管，则会出现尿潴留，也就是无法排尿或排尿困难等。一般 2 周后神经、肌肉功能基本恢复，拔除尿管后，B 超检查残余尿量，评估膀胱功能，如果膀胱功能未完全恢复，有可能还要重新留置尿管。

问题 26. 留置尿管期间如何洗澡和清洗会阴？

答：留置尿管期间要注意个人卫生，会阴部每天要进行清洁。尿管置入端有水囊固定，清洗时注意不要用力牵拉，用流动水清洗即可，可以淋浴，不能坐浴和盆浴。外露的导管上粘有血迹或者污物，可以用湿纸巾进行擦拭清洁。淋浴后，大腿上二次固定的胶布可能会脱落，需要重新固定，避免日常活动中牵拉尿管引起不适或脱管。

问题 27. 更换尿袋时要注意什么？

答：留置尿管期间，通常每 7 天更换一次抗反流尿袋。更换尿袋前洗净双手，环境清洁、宽敞、明亮，先打开新尿袋的一次性包装，此时不要摘下蓝色保护帽。将旧尿袋的接头从尿管中拔出，此时可能会有少量尿液自尿管内滴出；摘下新尿袋的蓝色保护帽，将接头与尿管紧密连接，注意不要触碰里面的白色接头部分，以免污染，引起泌尿系感染。将尿袋上的卡子放到接近尿袋的位置，再次确认为开放状态。记录更换尿袋的日期。

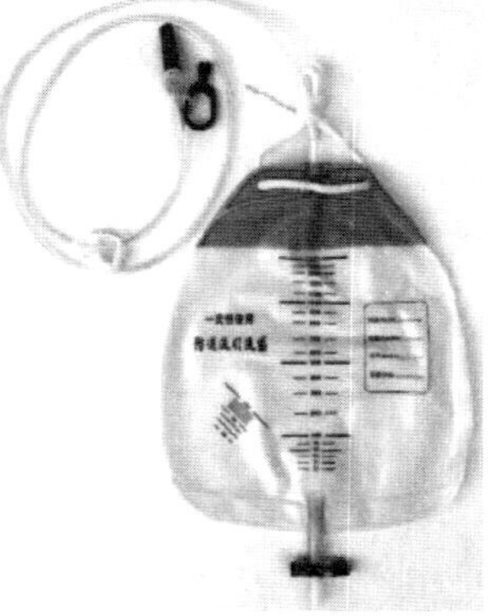

问题 28. 宫颈癌术后需要终生复查吗？

答：宫颈癌术后要终生复查。术后 2 年内，每 3 ~ 6 个月复查一次，3 ~ 5 年期间，每年复查 1 ~ 2 次，5 年以后，每年复查一次。术后 5 年内是肿瘤复发的高危期，这段时间切勿掉以轻心，即使过了 5 年的高危期，也要每年进行复查。

问题 29. 宫颈癌术后如何进行锻炼？

答：术后 1 ~ 2 个月可以开始进行舒缓的运动，循序渐进，由散步开始，量力而行，逐渐加快速度，打太极拳等缓慢且能活动到全身关节的运动都比较适合。

妇科肿瘤化疗

问题30. 化疗出院后仍出现恶心、呕吐等相关胃肠道反应，该怎么办?

答：化疗最常见的不良反应是胃肠道不良反应，如恶心、呕吐、反酸、食欲缺乏。化疗后出现恶心、呕吐是较常见的，这时可以给予合适的止吐药物并配合抑酸护胃药对症治疗，来减轻消化道反应。一般通过合理用药，化疗引起的呕吐可以得到缓解，需要遵从医生的诊疗计划合理用药，少食多餐，清淡饮食，都能够顺利度过。

问题31. 长效升白针的副作用是什么?

答：长效升白针常见的不良反应有过敏反应、骨骼疼痛、消化系统反应等。①过敏反应：注射后皮肤出现瘙痒、皮疹等症状。②骨骼疼痛：骨髓造血细胞出现异常活跃的现象，导致患者发生胸骨疼痛、腰痛、肌肉酸痛等症状。③消化系统反应：长时间应用长效升白针，可能会刺激消化系统，出现食欲缺乏等现象。建议遵医嘱用药，如果出现不良反应，应及时就医。

问题32. 化疗药对肝、肾的毒副作用是什么? 需要注意什么?

答：化疗药可能会对肝造成损伤，使转氨酶升高，导致肝功能异常。患者如果出现肝功能异常，需在医生的指导下使用保肝药物进行治疗。一些化疗药物也可引起肾损伤，但多数是暂时性、可控和可预防的，不能因噎废食，而放弃治疗。如有异常，及时就医，以免延误病情。化疗期间需每日保证足够的饮水量，注意合理膳食，多吃新鲜的水果和蔬菜。同时，保持良好的心态，避免过度焦虑。

问题33. 化疗药导致脱发，头发还能再生长出来吗?

答：化疗药在消灭体内癌细胞的时候，也会损伤机体健康的细胞，导致头皮细胞受损，引发脱发。一般无需特殊干预。在化疗后，可适当食用一些营养丰富、易吸收的食物，能给头发生长提供营养支持，适当缓解脱发的情况。化疗导致的脱发通常在化疗开始后的1～2周出现，通常为可逆的，在化疗结束后的1～2个月头发可再生，少数患者会出现头发颜色和质地的改变。而脱发的程度与化疗药的种类、剂量、化疗周期、给药途径以及个体的反应相关。

问题34. 化疗导致手脚麻木，怎么办?

答：化疗药可能会对周围神经功能造成损伤，产生一系列周围神经功能紊乱的症状，通常是“手麻”“脚麻”“针扎一样”等感觉，与患者的性别、年龄、肿瘤类型、化疗药物剂量、间隔时间等有关。大部分症状较轻的患者，可在停药后数月或数年自行缓解。手足麻木患者在日常生活中应做到以下几点，降低意外发生的风险：①选择包裹足跟、脚趾的平底防滑鞋，穿着舒适、合身的衣裤，做到防跌倒、防磕碰。②预防烫伤：避免使用热水袋、热贴等。③预防冻伤：冬季保暖，外出做好保暖防护。④饮食方面，选择易于消化且富有营养的食物。另外，出现手脚麻木需及时就医，对因治疗。

生殖篇

取卵术

问题 1. 促排卵子是不是越多越好?

答：并不是促排卵子越多越好。在治疗过程中，如果获卵数过少，同时卵子质量低，则可以移植的胚胎数目就少，妊娠率因而降低。反之，也不是说获卵数越多越好，获卵数越多，导致卵巢过度刺激综合征的风险越高。一般来说，获卵数在 10 ~ 15 个较为理想，这需要根据患者的自身情况而定。足够的获卵数是可移植胚胎的前提，而卵子的成熟与质量才是获得妊娠的关键。

问题 2. 同样是不孕，为什么有的患者需做卵胞质内单精子注射？

答：卵胞质内单精子注射（ICSI）技术主要适用于男性因素不孕的患者，如严重的少弱、畸精子症患者；需要从附睾或睾丸活检得到精子的患者；还有一些情况，例如既往精卵结合失败或受精率低，以及某些不明原因不孕，考虑有精卵自然结合障碍的患者。

问题 3. 取卵术后为什么会出现消化道症状？

答：可能是发生了卵巢过度刺激综合征（OHSS），多发生于促排卵后的黄体期与妊娠早期。患者在取卵后可出现消化道症状，如胃胀、腹胀、恶心、呕吐、腹泻，因卵巢增大与腹水增多，导致腹胀逐渐加重，而因大量腹水或胸腔积液产生，可出现胸闷、憋气，胸腔积液时可有咳嗽，严重时出现呼吸困难。由于腹胀加重，患者进食水减少，可出现少尿，甚至头晕、头痛、晕厥等症状。如果出现这种情况，请及时到医院就诊。

问题 4. 取卵术后，如何预防卵巢过度刺激综合征?

答：取卵术后，雌激素较高或获卵数较多的患者是卵巢过度刺激综合征的高危人群，容易出现胃胀、腹胀、恶心、呕吐等卵巢过度刺激综合征的早期表现。此类患者需要少量多餐，进食牛奶、牛肉、鱼、虾、瘦肉等高蛋白质饮食及冬瓜汤、西瓜等利尿食品；如仅有胃胀或腹胀，无需特殊处理，依照饮食指导进食即可，但不可剧烈活动，也不可长期卧床，如腹胀加重、进食困难，需要及时就诊。

问题 5. 取卵术后饮食和活动等方面有什么注意事项?

答：取卵术后采取舒适体位即可，进食后如无不适，可适当活动（避免剧烈活动，轻翻身，避免卵巢扭转）。术后 24 小时内下床活动时应注意安全，清醒后平躺 30 秒再坐起，在床旁坐 30 秒，如无不适，在床边站立 30 秒后由家属陪同进行活动，如厕需有他人陪同，注意安全，防跌倒。不要持续卧床，因其会增加下肢血栓形成等风险。取卵术后有少量的阴道出血及轻微的下腹坠胀、疼痛感为正常现象，不必担心，若腹痛加重或阴道出血量大于月经量等严重不适，需及时到就近医院就诊，并告知医生近期进行了取卵术。

胚胎移植手术

问题 6. 新鲜胚胎移植和冷冻胚胎移植，哪个成功率更高?

答：据文献报道，两者的成功率没有显著差异，哪个成功率更高并不是选择是否冻胚移植的依据，而是要充分考虑本周期的卵泡、内膜、激素水平等具体情况后选择最优方案。

问题 7. 胚胎移植手术后如有感冒等不适，可以自行用药吗?

答：胚胎移植手术后不可自行用药，因为有些药物会导致胎儿畸形等不良反应。若有发热等不适，建议到发热门诊就诊，请务必遵医嘱用药，就诊时也请主动告知医生已经进行辅助生殖技术体外受精胚胎移植治疗，有妊娠的可能。

问题 8. 胚胎移植手术后什么时候能确定是否妊娠?

答：胚胎移植手术后，从次日开始算第 1 天，第 13 天晨起自己在家用早孕试纸测试是否妊娠，无论结果如何，第 14 天都务必留取血 HCG 检验是否妊娠。如妊娠，第 21 天需复测血 HCG（第 14 天及第 21 天血 HCG 均需在同一家医院测试），第 30 天在三级甲等医院做 B 超检查。如果妊娠三胎或三胎以上，须进行减胎术，以保障孕期安全。

问题 9. 胚胎移植手术后必须卧床吗?

答：国内外诸多研究表明，胚胎移植手术后立即活动并不影响治疗结局。因此，建议患者移植后正常散步、走路，不做剧烈活动即可。

问题 10. 胚胎移植手术后能不能上班?

答：胚胎移植手术后，可以正常上班，但是需要避免重体力活动及过度劳累的工作，避免剧烈运动。

问题 11. 胚胎移植手术以后是否可以减少饮水量，以免多次起床如厕导致移植失败?

答：胚胎移植手术时采用专用胚胎移植管将胚胎放置在宫腔内，不会在排尿、排便或运动时掉落。所以移植后无需因担心胚胎从宫腔内流出而憋尿。相反，充盈的膀胱会压迫子宫，引起子宫收缩。而且女性的尿道较短，与阴道口相邻，使得细菌等病原体更容易侵入尿道，引发感染。建议胚胎移植后适当多饮水，多排尿，可以减少泌尿系统感染的机会。

问题 12. 胚胎移植手术后可以使用手机吗?

答：手机等电子产品的辐射是否会影响胎儿的生长发育，目前还备受争议。但是，长时间使用手机上网、玩游戏，过度兴奋或紧张会导致失眠、多梦、头晕、头痛等症状，影响女性的精神状态。为了身体健康，应避免长时间使用电子产品。

问题 13. 相较于单胎，一次多胎是不是说明试管医生水平高、效果好?

答：不是。不孕治疗及辅助生殖技术的目标是有一个健康的孩子出生，多胎妊娠不仅给家庭和社会造成负担，且产科并发症多，围生儿患病率及病死率也较单胎妊娠大，给母婴健康带来极大的危害，因此，要预防和减少多胎妊娠的发生。

问题 14. 影响辅助生殖技术成功与否的因素有哪些?

答：影响辅助生殖技术成功与否的因素有很多，如年龄、卵巢储备功能、子宫因素、生活方式和精神状态，根据原因不同，成功率有很大的波动范围，需具体原因具体分析。

产 科 篇

产前护理

问题 1. 妊娠多少周开始数胎动？

答：建议孕妇在妊娠 28 周开始每日自数胎动。

问题 2. 如何自数胎动？

答：常用两种数胎动的方法。方法一，每日早上、中午、晚上各数 1 小时，加和后乘以 4 为 12 小时胎动数，30 次以上为正常，10 次以下为异常。方法二，每日固定时间，连续数 2 小时胎动，≥ 6 次为正常。每个胎儿有自己活动的规律和习惯，如果对比平日情况有显著增多或减少，需及时就诊。

问题 3. 孕期便秘怎么办？

答：孕期由于激素水平影响肠蠕动和增大的子宫对肠道造成挤压，很多孕妇容易发生便秘。推荐孕妇先从生活方式上调整以预防便秘的发生，包括适当增加饮水量，中国营养协会妇幼营养分会推荐孕妇每天饮用水 1700 毫升。调整饮食结构，适当增加粗粮和新鲜水果、蔬菜的摄入，建议粗粮和各种杂豆类主食占主食量的 1/3。适度运动，避免久坐、久站，有利于肠道蠕动。酸奶中含有肠道益生菌，可以调节肠道菌群，也可适当增加酸奶的摄入量。另外，养成良好的排便习惯非常重要。如果以上生活方式调整依然不能解决便秘问题，可以在专业医生指导下使用孕期安全的缓泻剂，如乳果糖。

产后护理

问题 4. 自然产后应该如何饮食？

答：自然产后产妇可以正常饮食，保证营养均衡，食物多样化，少油少盐，粗细粮搭配。乳母需要增加蛋白质摄入，每日 175 ～ 225 克鱼肉、蛋类食物，如鸡蛋、瘦肉、去皮禽类、鱼虾、豆制品。乳母钙需要量增加，多吃含钙丰富的食物，如牛奶每日 300 ~ 500 毫升，同时多吃绿叶蔬菜。但需注意减少脂肪摄入量，尤其产后数日内高脂肪食物增加堵奶风险。保证含铁丰富食物的摄入，每周可摄入 1 ~ 2 次动物肝、血制品等。每日饮水量 2100 毫升，避免饮用浓茶、咖啡及含酒精等饮品。食物宜清淡，减少刺激性食物（如辛辣食物），食物不宜过咸。注意膳食纤维的摄入，避免便秘。“红糖水可以补血”并无科学证据，且甜食还会产生其他不适，因而分娩后不建议立即饮红糖水。

问题 5. 自然产后，会阴伤口需要拆线吗？

答：自然产后，会阴伤口大多采用可吸收缝线进行皮内缝合，这种情况不需要拆线，一般在 7 ~ 10 天会自然吸收，部分线结自然脱落。产妇保持会阴部清洁、干燥最为重要。少数产妇使用丝线等不可吸收缝线进行缝合，需要遵医嘱及时拆线。

问题 6. 产妇该怎样护理会阴伤口？

答：保持伤口的清洁、干燥最为重要。每 2 ~ 3 小时更换一次成人纸尿裤 / 卫生巾和护理垫，选择棉质、宽松、舒适的内裤。做好会阴部清洁，保持会阴部卫生。住院期间进行会阴擦洗或冲洗，通常每天 2 次。居家期间，建议大小便后用流动水冲洗会阴部，使用淋浴喷头即可。产后 42 天内禁止盆浴。鼓励健侧卧位，即无伤口的一侧卧位，以减少恶露和分泌物污染伤口。保持大便通畅，避免用力排便。保持营养均衡，有利于伤口的快速愈合，以清淡、优质蛋白饮食为主。

问题 7. 剖宫产术后产妇饮食有什么注意事项？

答：剖宫产术后 2 ~ 6 小时后在无恶心、呕吐且意识清楚的情况下，可少量饮水、清饮料、藕粉、米汤等流食，建议带咸味。6 小时后可进食麦片粥、蛋羹、疙瘩汤、烂面条等无糖半流食，未排气前禁食牛奶、豆浆、甜食、萝卜汤等易产气食物，鼓励咀嚼无糖口香糖促进肠功能恢复，排气后可进普食。之后的饮食原则与自然产后相同。多吃蔬菜等富含膳食纤维的食物，促进术后尽早排便。如产妇合并异常情况，饮食需遵医嘱。

问题 8. 剖宫产术后，切口需要拆线吗？有哪些注意事项？

答：一般情况采用可吸收缝线缝合，无需拆线，如医生告知需要拆线，则遵医嘱处理。切口一般 7 ~ 10 天可愈合，产妇可去除敷料，并可进行淋浴，淋浴后切口自然待干。切口未愈合前，下地活动时可以使用收腹带环绕腹部切口，以减少活动时对切口的牵拉，减少疼痛。遇到咳嗽、打喷嚏、大笑等情况，可手捂轻压腹部以减少牵拉和疼痛。任何时候伤口出现渗血、渗液或红肿热痛等表现时，都需及时就医。

问题 9. 术后采取什么体位有利于产妇身体恢复？

答：术后返回病房，若意识清楚，即可直接枕枕头。此时无需严格平卧，鼓励产妇多翻身活动。如产妇存在恶心、呕吐等情况，需头偏向一侧，以防止误吸。6 小时后根据产妇习惯，自由卧位即可，但鼓励产妇卧床期间多翻身活动，尤其主动进行下肢肌肉运动，以预防血栓。术后 6 ～ 8 小时，鼓励产妇下床活动。

问题 10. 剖宫产术后多久可以再次妊娠？

答：剖宫产术后过早妊娠可能增加切口破裂等风险。目前建议术后 2 年以后可再次妊娠。

问题 11. 产后可以吃水果吗？

答：水果营养丰富，富含维生素和纤维素，还可以促进产后肠蠕动，产后可以吃水果，每日建议食用中等大小的水果 1 ～ 2 个。如担心水果较凉，则避免进食刚从冰箱中取出的水果，吃室温下的水果即可。

问题 12. 恶露是什么？多久能干净？

答：产后子宫蜕膜脱落，含有血液、坏死蜕膜、上皮细胞、细菌等，经阴道排出，称为恶露。恶露分为血性恶露、浆液恶露及白色恶露。血性恶露一般出现于产后最初 3 天，不多于月经期量为正常；产后 4 ～ 14 天过渡到浆液恶露，颜色变浅，偶有下地活动时量稍增加的情况；产后 14 天以后为白色恶露。恶露一般不超过 4 ～ 6 周。但每位产妇的恶露情况差异较大，一些产妇可能出现血性恶露消失，但数日后哺乳或活动时又出现少量血性恶露的情况，此时如出血量不多，且不伴有腹痛或发热等情况，可以继续观察，同时勤哺乳并注意休息。如出血量大，或伴有腹痛、发热等症状，需及时就医。

问题 13. 什么样的恶露是异常的，应尽快就诊？

答：以下情况均建议尽快就医：①产后血性恶露增多，大于月经量最多时。②持续时间较长，超过 6 周仍未干净，或有臭味。③伴发热、下腹部持续疼痛不适等。④产后恶露干净几天后又有阴道流血现象，且出血量较多，多于产后最初几天的量或者多于正常的月经量。⑤产后阴道出血淋漓不尽，甚至伴有乏力等贫血症状。⑥出现其他严重、持续或进展性症状和体征。

问题 14. 产后有宫缩痛、伤口痛，下地活动时加剧，可以一直卧床吗？

答：产后宫缩痛是由于子宫收缩造成的，是正常的生理过程。子宫有节律的收缩是促进产后子宫逐渐恢复到未孕状态的重要因素，疼痛感主要在产后 3 ～ 5 天内，之后会明显减轻。经产妇产后宫缩痛较初产妇更明显，哺乳因促进子宫收缩，也会使产后宫缩痛更明显。但产后宫缩痛不能作为卧床的理由。由于产后容易出现下肢深静脉血栓，产妇需要产后尽早下床活动，而且活动还有增进食欲、促进排气等其他积极作用。剖宫产术后 24 小时内一般会给予产妇药物镇痛，减轻疼痛。术后下地活动时，可以使用收腹带环绕切口，减少牵拉和疼痛，并且循序渐进地增加活动量。

问题 15. 为什么产后 42 天左右需要来医院复查？

答：产妇在分娩后，除了乳房外，身体其他器官恢复至孕前水平通常需要 6 ~ 8 周，也就是 42 ~ 56 天。因此，一般在产后 42 天左右需要来医院复查。

问题 16. 产后为什么容易出汗？这是身体“虚”的表现吗？

答：产后出汗多是正常的生理反应。主要由于孕期体内血容量增多，产后随着胎儿、胎盘的娩出，孕期体内潴留的水分通过尿液和汗液的形式排出，即医学上常说的褥汗。产妇应勤更换衣物，保持衣物干燥、舒适，避免着凉。

问题 17. 出院留置尿管回家，应该注意什么？

答：尿管固定很重要，无论是卧床休息还是下地活动，都要固定好，以防脱出。留置尿管期间，尿袋要低于腰部，避免打折、牵拉、受压、堵塞等而造成不必要的痛苦。做好会阴部及尿管的护理，每天用流动温水清洁会阴部。对于无心功能异常的产妇，适当多饮水，每日饮水量在 2000 ~ 3000 毫升，以防尿路感染。每天观察尿液的颜色和量，如混浊、颜色异常、有絮状物，需及时就医。每周更换抗反流尿袋，更换前需用流动水加洗手液或肥皂洗净双手。如有发热、尿道疼痛、下腹胀痛、尿道口分泌物增多、有尿管时仍有憋尿感，或漏尿、尿管脱出等情况，及时到医院就诊。

问题 18. 产后居家期间有什么注意事项？

答：保持居家室内环境清洁，每日上午、下午均需开窗通风 30 分钟。天气变凉时，通风前，可将产妇和新生儿移至其他房间，通风结束后，恢复室温后 30 分钟，产妇及新生儿再回到原居室。室温宜控制在 24 ~ 26 摄氏度，夏天避免空调直吹产妇及新生儿。产妇需注意会阴部清洁，勤换卫生巾等，建议每日用流动的温水清洁外阴，保持清洁、干燥，避免感染。摒弃传统“坐月子”的习惯，术后不宜长时间卧床休息，鼓励正常活动，并循序渐进地增加运动量。恶露未干净前禁止盆浴，可淋浴，但要注意保暖。产后 42 天且恶露干净后，可逐渐恢复性生活，但一定要采取避孕措施。

问题 19. 产后什么时候可以洗澡？

答：自然产后洗澡并无时间限制，如体力允许，产后当日即可洗澡。术后一般 7 ~ 10

天伤口愈合，揭开敷料可淋浴。沐浴后注意保暖，避免着凉。保持产后卫生，可以减少产后感染的发生。产后42天内，禁止盆浴，宜选择淋浴。

问题20. 需要做产后盆底肌康复吗？

答：无论剖宫产还是阴道分娩，都建议产后复查时进行盆底肌功能评估。盆底肌在整个妊娠期承载着腹腔内脏器、增大的子宫、羊水、胎盘和胎儿，所以妊娠是盆底肌纤维受损的主要原因，与分娩方式无关。受损的盆底肌如果没有得到及时治疗，会随着时间延长逐渐出现漏尿等相关症状。

问题21. 产后什么时候可以恢复性生活？

答：产后42天后进行产后复查，经医生评估，且恶露干净，会阴伤口愈合后，可以恢复性生活。

问题22. 产后没恢复月经是不是就不会受孕？

答：不是，需要采取避孕措施。产后未进行哺乳的产妇可在产后4周左右出现排卵，产后首次排卵通常在首次月经前发生，所以产后2～3个月即可再次妊娠，故不能将恢复月经作为开始避孕的标志。哺乳产妇由于受激素水平影响，排卵时间不确定，有可能月经尚未复潮，排卵就已经恢复，同房不避孕有可能造成意外妊娠。所以自产后第一次性生活起就应该采取避孕措施。

问题23. 哺乳期有没有自然的方法避免受孕？

答：有，通常称之为哺乳闭经法，有效性可达98%，但是要同时满足以下3个条件：①持续闭经；②完全或接近完全母乳亲喂（不分白昼，至少每日8～12次）；③在产后6个月以内。

问题24. 哺乳期推荐哪些避孕方法？

答：①高效避孕方式：长效可逆避孕方法是推荐的高效避孕措施，其避孕效果不依赖于使用者的依从性，适用于产后使用，包括皮下埋植剂和宫内节育器。②低效避孕方式：推荐避孕套，注意每次性生活都要使用，全程使用，发现避孕套破裂、滑落等，应及时采取紧急避孕措施。

问题25. 产后高效避孕方式有哪些？什么时间安置最佳？

答：①皮下埋植剂：非哺乳产妇产后48小时以内即可埋植，哺乳妇女产后42天开始使用。目前的临床研究显示，皮下埋植剂对产妇的乳汁量及乳汁中蛋白质、乳糖、脂肪等的含量均无影响，产后6周以后放置皮下埋植剂避孕的产妇，对其哺乳的婴儿身高、体重、头围及发育等均无影响。②宫内节育器：包括含铜宫内节育器（使用时限可达10年以上）和含左炔诺孕酮宫内节育器（避孕时限为5年）。放置时间为产后 6 周后，恶露已净、会阴伤口已愈合、子宫恢复正常即可放置。如伴有产褥期感染，则严禁放置。③复方短效口服避孕药：不采取母乳喂养者可在产后 3 周开始服用。母乳喂养者不宜服用含有雌激素的复方口服避孕药。

问题 26. 产后避孕应注意什么？

答：产后 42 天内禁止同房。产妇不宜采用复方短效口服避孕药，可以放置宫内节育器、皮下埋植剂或规范使用避孕套。剖宫产术后 2 年内不宜再次妊娠，应采取有效避孕措施。

问题 27. 患有糖尿病的产妇，产后还需要监测血糖吗？

答：一般产后 4 ～ 12 周复查口服葡萄糖耐受试验（OGTT），若正常，此后每年复查一次，警惕发展为糖尿病或糖尿病前期；有妊娠期糖尿病史的糖尿病前期妇女，应调整生活方式，预防糖尿病；若是 1 型糖尿病患者，主要严密监测血糖变化，谨防糖尿病酮症酸中毒等。

母乳喂养

问题 28. 母乳喂养有哪些益处？

答：①对婴儿的益处：母乳是婴儿的最佳食物，能够满足 6 个月内婴儿的全部营养需要。②对母亲的益处：促进子宫收缩，减少产后出血和贫血，能够帮助妈妈恢复体型，减小乳腺癌和卵巢癌的发病率。③对家庭的益处：方便、经济，增进家庭和睦。④对社会的益处：有利于提高全民族身体素质，有助于婴儿智能、社交能力的发育。

问题 29. 保持充足乳汁的方法有哪些？

答：频繁、有效吸吮是保证有足够乳汁的关键。保证按需哺乳，特别是夜间哺乳。母亲和婴儿同步休息，以保证足够的睡眠，保持心情舒畅。多吃汤汁食物（产后第 1 周除外），不吃抑制泌乳的药物。

问题 30. 侧卧位哺乳要注意什么？

答：要点：①婴儿的头和身体应呈一直线；②婴儿身体紧贴母亲身体；③婴儿全身都得到支撑；④婴儿面向乳房，鼻子对着乳头。同时注意，产妇同侧上臂上举，严禁宝宝枕在产妇胳膊上，或者产妇同

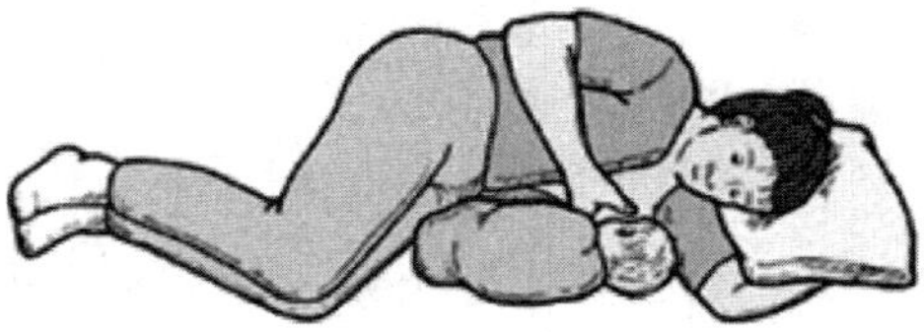

侧上臂环绕婴儿，下颌贴紧乳房，确保婴儿呼吸道通畅，母亲保持清醒状态。鼓励至少每 2 ～ 3 小时让宝宝吸吮一次，每次有效吸吮 20 分钟左右。喂奶时有耐心、有信心，不要因为宝宝动作不熟练、吮吸不顺利而轻易放弃。

问题 31. 剖宫产术后活动不便，身体虚弱，怎么哺乳能舒服些？

答： 半躺式哺乳方式是一种最适合母婴哺乳的体位，能让产妇以最舒服的姿势半躺位（倾斜 15 度～ 65 度），可以用枕头或被子来支撑母亲的身体，让婴儿趴在母亲身上，享受更多的肌肤接触，母亲用手臂揽住婴儿避免婴儿滑落。研究发现这样的姿势可以诱发婴儿自然吸吮和寻乳反射，加上重力的作用，可以更紧贴妈妈的乳房。但要注意，这个过程中要有专人看护新生儿，避免堵住口鼻等造成窒息的风险。

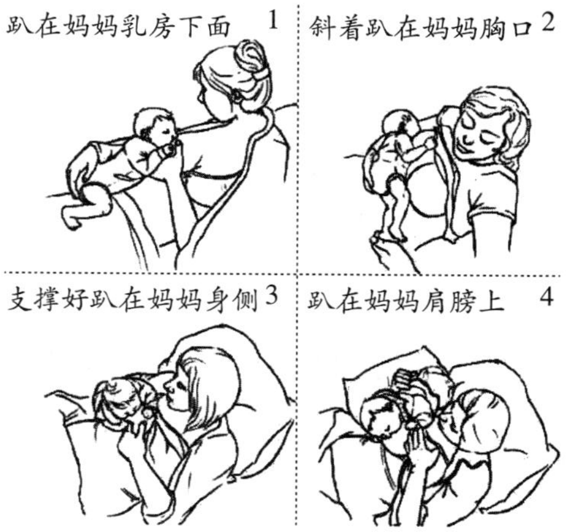

问题 32. 产后多久会“下奶”？

答： 产妇的泌乳量刚开始并不会很大，通过频繁让宝宝吸吮，每次喂养都正确含接、有效吸吮，宝宝慢慢练习呼吸 - 吮吸 - 吞咽，动作协调，通常在分娩后 3 ～ 4 天，产妇的乳房才会变得充盈涨满，这个时候通俗称为“下奶”，医学上称为泌乳二期。

问题 33. 新生儿吃手是不是因为饿了？

答： 学会识别宝宝是否饥饿是按需哺乳的前提。发现宝宝头转来转去寻找、咂嘴唇、流口水、嘴巴做出吸吮的动作、吃手，或家长用手指轻碰孩子嘴角，孩子马上向手指方向扭头并且张嘴，均表示孩子饿了。一旦发现，应按需哺乳。最好在孩子啼哭之前开始哺乳，一旦大哭，则是过度饥饿的表现。此时，需要先安抚宝宝，待情绪平稳后再喂养。

问题 34. 新生儿含接着乳头，是不是就一定能吃到奶？

答： 新生儿正确含乳是要把乳头和大部分的乳晕或更多乳房组织都含入口中，把乳房组织拉出而形成一个长的“奶头”，乳头仅占长“奶头”的 1/3，同时观察新生儿面颊是否有鼓起、下颌是否有下移的动作，同时出现深而长的吸吮表现，甚至可以听到吞咽声，这些都是宝宝能吃到奶的表现。正确

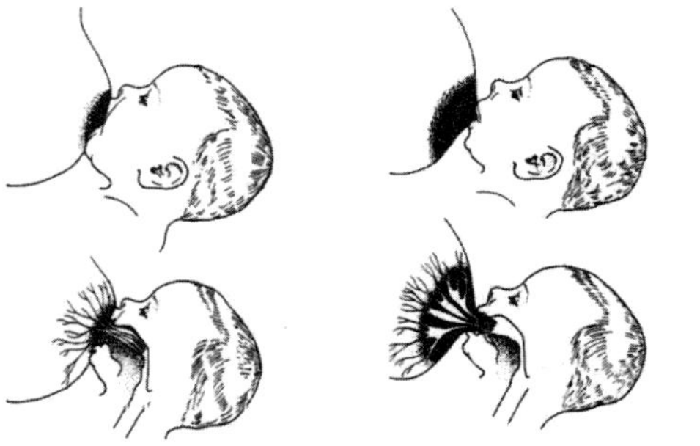

正确的含接乳房方式　不正确的含接乳房方式

含乳才能更有效地刺激妈妈泌乳。宝宝吸吮的是乳房，而不是乳头，也可以避免乳头皲裂。

问题 35. 产后一直乳汁少或无，能喝“下奶汤”吗？

答：刚生完宝宝的产妇不建议立即喝所谓的“下奶汤”，因为很可能会变成“堵奶汤”。宝宝出生后，随着胎盘娩出，激素水平发生变化。产后 3 天左右，乳腺开始大量泌乳，就像都市的下班高峰期，这时交通压力较大，有效的缓解手段是限制大货车进入城市道路，让小车有序地通行。所以在产后 1 ～ 2 周的泌乳高峰期，妈妈清淡均衡的饮食，加上频繁地哺喂，才是最好的“下奶”手段。至于那些“下奶汤”，如果妈妈真的想喝一些，可选择在产后 7 ～ 10 天后适量饮用，并且汤尽量不含油脂。过多饮用会增加堵奶风险，且易导致产妇体重滞留。

问题 36. 产后 3 天乳胀严重，为什么挤出的乳汁却这么少呢？

答：由于产后体内激素水平的影响，乳房内积聚大量的血液和组织液，加上乳腺腺泡肿胀变大，压迫乳腺导管，会导致泌乳困难、缓慢的情况发生。生理性乳胀一般发生在产后 2 ～ 5 天，两侧乳房同时发生。在生理性乳胀开始之前，要保持 24 小时 8 ～ 12 次以上的有效哺乳次数。生理性乳胀开始以后，不限制哺乳时间和次数。妈妈要正确理解和执行按需哺乳，乳胀时主动给新生儿哺乳。如果生理性乳胀时恰巧母婴分离，妈妈要及时吸出乳汁，或通过手挤奶排出乳汁。此时可以尝试反向按压乳晕，使乳晕部分组织液下移，以更好地帮助乳汁移出，乳晕变软后也有利于宝宝含接。冷敷生土豆片、圆白菜也可以缓解肿胀。

问题 37. 乳头皲裂，该如何哺乳？

答：先用疼痛较轻的一侧哺乳，以防乳头皲裂加剧。因为婴儿刚开始吸吮时吸力较大，效率较高。乳头皲裂时，应缩短喂奶时间，一般每侧 10 分钟左右即可提供 90%的乳汁；避免长时间非营养性吸吮对乳头的刺激。同时，可以缩短喂奶间隔（增加喂奶次数），并尝试用不同的体位。

问题 38. 乳头皲裂，还可以穿内衣吗？

答：可以穿棉制、宽松内衣和胸罩，并放置乳头护罩（有透气网眼的），以利于局部空气流通和皮损的愈合，避免衣服对乳头的摩擦刺激。

问题 39. 新鲜的母乳能在室温下储存多长时间？

答：新鲜的母乳可以在室温下储存较短的时间，＜ 25 摄氏度时最长储存 4 小时，如果短时间不喂给宝宝，建议尽快冷藏或冷冻。

问题 40. 乳房很大，宝宝吃奶时总是滑落出来，怎么办？

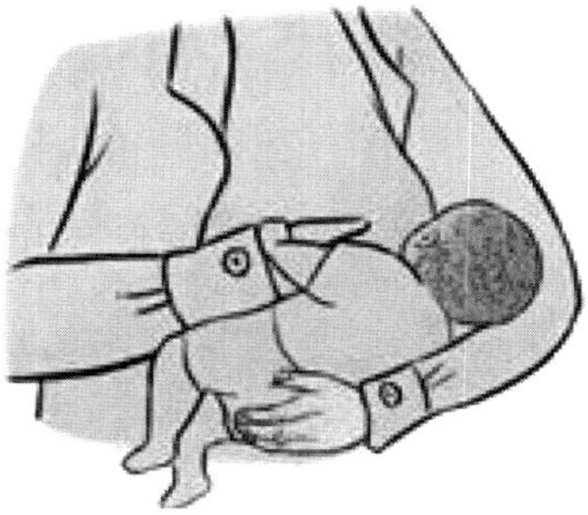

答：建议在宝宝哺乳前和哺乳时承托乳房，这样可以避免乳房在喂奶过程中滑落或堵住宝宝鼻子。具体的承托方法：①拇指放在乳房的上方；②示指（食指）托住乳房的底部，其他手指合拢，并排贴在乳房下方的胸壁上；③手呈“C”字形；④托乳房的手不要离乳晕太近。

建议妈妈直到宝宝含接稳定并开始吸吮之后再将承托的手放松。

问题 41. 乳房很大，如何更好地进行哺乳？

答：在哺乳姿势上，妈妈可以选择摇篮式哺乳（如左图所示），也可以将毛巾卷起，呈卷状垫在乳房下方协助支撑，这样承托的手就可以移开；也可以使用交叉式哺乳（此时宝宝身下最好有一个喂奶垫枕协助支撑宝宝的身体，如中图所示）或半躺式哺乳（如右图所示）。

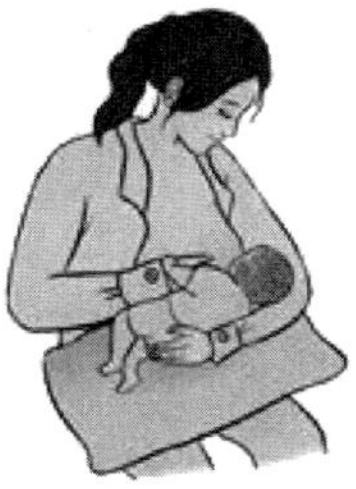

摇篮式哺乳

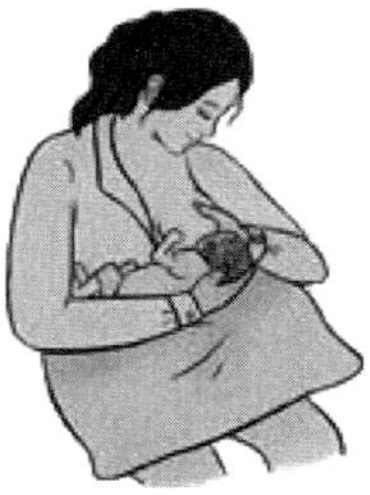

交叉式哺乳

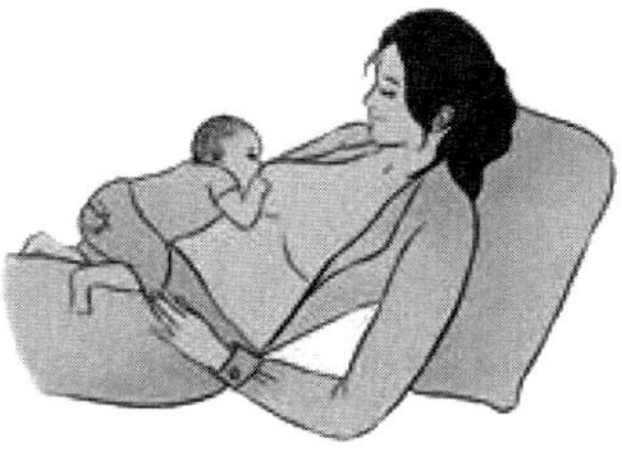

半躺式哺乳

问题 42. 喂奶时乳头疼痛，怎么办？

答：乳头疼痛的原因有很多，哺乳姿势或含接姿势不正确是造成乳头疼痛的常见原因。此时立即停止母乳喂养不是最佳方法，找到引起乳头疼痛的原因，停止或减少磨损行为，加速伤口愈合更为关键。

问题 43. 乳头疼痛破损的主要原因有哪些？

答：①哺乳姿势、含接姿势不正确，导致乳头出现损伤。②婴儿口腔问题，如舌系带过短。③乳房肿胀时喂奶，乳头及乳晕同时水肿，对宝宝来说含接变得困难。④频繁或大力使用吸奶器，或吸奶器喇叭罩尺寸不符，导致乳头、乳晕水肿及受伤。⑤乳头真菌感染、乳腺炎等病理情况，导致乳头或乳房疼痛。

问题 44. 乳头破损、疼痛的处理方法是什么？

答：①如果乳头疼痛和破损是因含接问题所致，应首先改善含接问题。②如破损的一侧非常疼痛，可以先让宝宝吃没有破损的那一侧。③如果疼痛导致妈妈停喂，在暂停患侧喂奶的同时，选择手挤奶或吸奶器帮助乳汁排出，这既能避免堵奶，还能挤出乳汁给予宝宝，等乳头愈合或疼痛减轻后再亲喂。④如果乳头无明显破损，仅单纯表现为疼痛，需进一步评估考虑真菌感染或乳头血管痉挛现象。⑤乳头受伤严重，经久不愈合影响哺乳时，可寻求相关专业医生的诊治。

问题 45. 乳头破损，该怎么护理？

答：①避免使用肥皂等刺激性物品。②哺乳后可挤出乳汁涂在乳头和乳晕上。③在乳头上涂抹含有纯羊毛脂成分的乳头保护霜，如有需要，遵医嘱局部涂抹药物。④使用乳房保护罩或其他器具隔离乳头与衣物，减少摩擦。

问题 46. 乳汁不足时，应该如何提高泌乳量？

答：①频繁吮吸：增加宝宝吮吸的次数，按需喂养。宝宝多吮吸可刺激乳房，产生更多的催乳素，从而增加妈妈乳房的泌乳量。②有效含接：保证宝宝的有效含接，有效地使乳汁移出是增加产量的基础。③将乳汁移出：每次哺乳后再用手挤奶或使用吸奶器吸奶，将乳汁移出，这有利于乳汁的再产生。乳汁如果不及时移出，会产生一种称为泌乳反馈抑制因子的蛋白质，从而抑制乳汁的分泌。④饮水充足：哺乳期的妈妈易口渴，根据身体提示，及时补充水分。水分可以是牛奶、豆浆、水，当然也可以是喜欢喝的汤，注意将汤上层的油脂弃去。但是补充水分不要过量，否则容易使体内的激素水平紊乱。⑤均衡膳食：在均衡饮食的前提下，多摄入优质蛋白质、蔬菜、粗粮等。⑥心情愉悦：母乳是否充足与妈妈的心理及情绪也相关。所以，妈妈要保持心情愉悦。⑦作息规律：夜间需要哺乳，建议母婴同步休息。白天可以让家人帮忙照看宝宝，妈妈自己睡午觉。睡眠不足也可能导致乳汁量减少。⑧家庭支持：母乳喂养需要全家人的支持，尤其需要来自爸爸的鼓励和安慰。

问题 47. 如何判断母乳够不够宝宝吃？

答：通过体重、大小便来判断母乳是否能满足宝宝成长的需要。①小便的观察：刚出生 1 ~ 4 日龄的新生儿，每日小便次数不低于当天的日龄数，即 1 日龄的新生儿要有 1 次以上的小便，2 日龄的新生儿要有 2 次以上的小便，4 日龄及以上的新生儿要有 6 次及以上的小便，尿色透明，没有结晶。②大便的观察：新生儿一般会在 24 小时内排出墨绿色或黑色、黏糊状的大便，也就是人们常说的胎粪。3 ~ 4 天后大便逐渐变成黄色，4 ~ 5 天后变成黄软便，新生儿越早过渡到黄软便，就表明母乳越充足。③体重：出生后，新生儿通常都有体重下降，但一般在生后第 7 ~ 10 天时恢复至出生体重，此后，每个月体重增长 500 ~ 1500 克，每周增长 125 克。如果以上这些指标均已达到，妈妈就不必担心自己的乳汁不够了。

问题 48. 妈妈有糖尿病，能给孩子喂母乳吗？

答：鼓励妊娠期糖尿病的产妇采用母乳喂养，这不仅可以改善自身糖代谢，还可以降低宝宝未来发生 2 型糖尿病的风险。但糖尿病妈妈的宝宝在生后 24 ～ 48 小时期间出现低血糖的风险增加，且糖尿病产妇存在泌乳延迟的风险，故宝宝生后前几日需要根据泌乳情况和宝宝血糖情况，酌情添加配方奶。

新生儿护理

问题 49. 为什么新生儿总是睡觉？

答：新生儿大脑皮质发育尚未成熟，每日可睡 20 小时以上。睡眠有利于新生儿的发育，但由于其大脑皮质兴奋性低，觉醒时间短，因而如新生儿间隔 4 ～ 5 小时以上未哺乳，家属应唤醒新生儿进行哺乳，从而避免新生儿低血糖的发生。

问题 50. 新生儿脐带什么时候脱落？没脱落时该注意什么？

答：新生儿的脐带一般在出生后 1 ～ 2 周自然脱落，在脐带脱落前保持脐窝处干燥、无分泌物即可。新的指南虽提出不推荐常规用消毒剂处理脐带残端，但应注意观察脐部周围皮肤有无红肿、分泌物、异味等，如有异常，及时就诊。

问题 51. 什么是新生儿生理性体重下降？

答：出生后由于喂养不足、水分蒸发及胎便的排出，体重会有所下降，但 1 周内不超过出生体重的 10%，就在正常范围内，妈妈不必担心，只要做好按需哺乳，加强喂养，7 ～ 10 天左右就会恢复到出生体重，然后体重会逐渐上升。

问题 52. 什么是新生儿黄疸？

答：指新生儿期由于胆红素代谢异常，超出人体的代谢能力，引起体内胆红素水平升高，以导致皮肤、黏膜及巩膜出现黄染为特征，是新生儿中最常见的临床问题，可分为生理性和病理性两类。其中，生理性黄疸基本可自行消退，病理性黄疸则需要根据不同的病情给予不同的治疗。

问题 53. 什么是生理性黄疸？

答：生理性黄疸与新生儿胆红素的代谢特点有关，通常在生后 2 ～ 3 天出现，且多在 2 周内消退。措施：增加喂养次数，多排便，多晒太阳，加强喂养，晒太阳时注意遮挡宝宝的生殖器。

问题 54. 什么是病理性黄疸？

答：病理性黄疸是指多种因素导致血清胆红素水平异常增高，包括胆红素生成过多、肝对胆红素代谢障碍或胆汁排泄障碍等。措施：每天动态观察，若出现婴儿反应差，黄染蔓延至四肢、手心、脚心甚至巩膜，应尽快就医。

问题 55. 如何判断新生儿是生理性黄疸还是病理性黄疸？

答：生理性黄疸在出生后 2 ～ 3 天出现，4 ～ 6 天达到高峰，7 ～ 10 天消退，早产儿持续时间较长，除有轻微食欲不振外，无其他临床症状。若生后 24 小时即出现黄疸，2 ～ 3 周仍不退，甚至继续加深加重或消退后重复出现，或生后 1 周至数周内才开始出现黄疸，均为病理性黄疸。病理性黄疸可能会影响孩子的智力发育，需要转儿科治疗。加强喂养可以促进胆红素的排出，因而是预防新生儿黄疸的重要措施。母乳里的水分更多，乳糖及寡糖可以帮助宝宝调整肠道菌群，软化大便，使宝宝排尿、排便量增多。适当让宝宝晒晒太阳，户外的紫外线可以使胆红素最终以水溶性的形式通过尿液、大便排出体外。

问题 56. 新生儿打喷嚏是因为感冒吗？

答：新生儿鼻腔血运丰富，且较成人短小，比较敏感，若空气中有尘埃或棉絮等物或受冷空气刺激时，新生儿均可出现打喷嚏等症状，这并不是感冒的表现。打喷嚏也是新生儿机体的一种保护机制，可以将鼻腔内的异物等喷出。

问题 57. 新生儿呼吸音粗，是因为生病吗？

答：新生儿鼻腔短小，且腺样体大（此器官随着年龄增加逐渐萎缩），因而婴儿呼吸音粗，甚至类似鼾声。如不影响新生儿睡眠和呼吸，一般不需要处理。若婴儿出现张口呼吸、明显鼻翼扇动或呻吟等呼吸困难的表现，需及时就诊。

问题 58. 夏季能给新生儿吹空调吗？

答：理想的室温是 22 ～ 24 摄氏度，沐浴和抚触时室温建议达 26 ～ 28 摄氏度。夏季的白天可以间断开空调，不要对着空调直吹，室内、外温差以不超过 10 摄氏度为宜，夜间可以开窗通风。湿度最好保持在 50% ～ 60%，在冬季，每天用湿布擦地，或者使用空气加湿器。

问题 59. 新生儿溢乳，需要去医院就诊吗？

答：新生儿溢乳是正常现象，一般不需要去医院就诊。新生儿胃体呈水平位，胃容量小，胃入口处（贲门）松弛，而出口处（幽门）却相对紧张，进入胃内的乳汁不易通过紧张的幽门进入肠道，却容易通过松弛的贲门反流回食管，溢入口中，并从口中流出。另外，新生儿消化道神经调节功能尚未完善，这也是造成乳汁反流的原因。

问题 60. 有什么办法能减少或避免新生儿溢乳吗？

答：以下 5 种方法可有效减少溢乳：①喂奶前换尿布，避免引发溢乳。②喂奶后竖着抱新生儿，轻拍其背，直到打嗝，再缓缓放下。③妈妈乳汁流速比较急时，用手指轻轻压住乳晕后部，让乳汁缓缓流出。④让新生儿含住乳晕，以免吸入过多空气。⑤避免过度喂养。⑥适当将上半身抬高 15 度～ 30 度。

问题 61. 如果新生儿溢乳，有哪些处理方法？

答：①让新生儿侧卧或头偏向一侧，迅速擦净口腔、鼻腔内流出的乳汁。②确定口腔内没有乳汁或黏液时，新生儿侧卧位，轻拍新生儿背部。③抱起新生儿，头部稍高或者直立位，轻拍背部，同时观察新生儿面色和呼吸，若新生儿呼吸平稳、面色红润，可继续观察。若出现异常呕吐，甚至呛咳，需及时就医。

问题 62. 新生儿鼻尖上的小白点是什么？

答：新生儿出生后，在鼻尖上或者躯干上会出现很多小白点，称为粟粒疹，是由于皮肤系统还没有完全发育好，皮脂腺增生所致的一种生理表现。通常在生后 2 周～ 3 个月会自然脱落，能自行痊愈，并不需要进行特别的治疗。家长千万不要自行挤破，以免引起局部感染。

问题 63. 为什么新生儿臀部有大片“瘀青”？

答：由于“青屁股”在黄种蒙古人中较为多见，所以被称为蒙古斑，是在皮肤上出现的遗传紊乱现象，对人体并无害处。它是新生儿出生时带有的“特色”胎记，颜色大部分呈青蓝色，不突起于皮肤，触感与正常皮肤一样光滑，是新生儿很正常的一种皮肤现象。蒙古斑的形成是由于黑色素细胞聚集并沉淀在真皮层中所致。它可以出现在新生儿身体的任何部位，但多出现在臀部、腰部及背部，也有少数长在双下肢、躯干、肩部等部位。大部分蒙古斑在婴儿 1 岁左右就可以消失，有些孩子则会持续至 3 ～ 4 岁，而没有消失的情况是非常少见的。蒙古斑并不会发生恶变，所以不需要进行治疗。

问题 64. 新生儿额头、眼睑上的红色印记是什么？

答：通常称之为斑状血管瘤，又称松红，是最多见的一种毛细血管瘤，在新生儿出生时即存在，多发于后颈部、前额中央、眉间及上眼睑处。直径约数厘米，大多在数月后逐渐消退，一般情况不突出于皮肤表面，随着年龄的增长会逐渐变淡至消失，大多不需要特殊处理。但如果这种红色印记随着年龄增长慢慢变大、突出于皮肤表面，则需要带宝宝至儿童专科医院的皮肤科就诊治疗。

问题 65. 新生儿出生 1 ～ 2 天后身上起很多红疙瘩、红斑，这是什么？

答：常在新生儿生后 1 ～ 2 天内出现，原因不明，夏天发生率更高，称之为新生儿红斑，是由于新生儿皮肤娇嫩，新陈代谢较快，皮肤敏感而导致的。皮疹呈大小不等、边缘不清的斑丘疹，散布于头面部、躯干及四肢。新生儿无不适感，皮疹多在 1 ～ 2 天内迅速消退。一般情况下，注意皮肤清洁和手卫生，接触新生儿前后要用流动水洗手，避免捂热新生儿，此情况均会有所改善。但需要警惕新生儿毒性红斑及脓疱病的发生，如果宝宝身上的红斑增多，红斑顶端冒出小白点或脓疱，或者颈下、腋下出现水疱破溃，则需及时至儿科就诊。

儿 科 篇

新生儿高胆红素血症

问题 1. 什么是母乳性黄疸？

答：母乳性黄疸通常发生于纯母乳喂养或以母乳喂养为主的新生儿。黄疸出现于出生 1 周后，2 周左右达高峰，然后逐渐下降。若继续母乳喂养，则黄疸延续 4 ～ 12 周方消退；若停止母乳喂养，黄疸在 48 ～ 72 小时后明显消退。

问题 2. 宝宝出现母乳性黄疸还能继续喂母乳吗？

答：新生儿生长发育良好，并已经除外其他病理性黄疸的原因，当经皮测胆红素小于 256.5 μmol/L 时不需要停母乳，大于 256.5 μmol/L 时可暂停母乳 3 天，改人工喂养，大于 342.0 μmol/L 时则需要及时就医。

问题 3. 新生儿黄疸出院后需要继续观察什么？胆红素升高至多少需要就医？

答：①观察皮肤颜色：在家时爸爸、妈妈可以用自己手心皮肤的颜色对比宝宝颜面或身上的皮肤颜色。可以用手指轻轻地按压宝宝的皮肤，然后迅速弹开，观察一瞬间按压出的宝宝皮肤颜色与自己手心皮肤颜色的差异。如果宝宝手心、足心出现皮肤黄染，应及时就诊。②若有条件，可自行居家监测经皮测胆红素，如宝宝胆红素水平较前一天增高超过 85.5 μmol/L 或胆红素＞342.0 μmol/L，或足月儿生后 3 ～ 4 周、早产儿生后 4 周黄疸仍持续 171.0 μmol/L 以上，则需到儿科就诊。③注意体重变化，新生儿生后 1 周体重下降应控制在 7%以内，在生后第 7 ～ 10 天恢复至出生体重。胆红素较前增高伴有生后 7 ～ 10 天未恢复至出生体重，应到医院就诊。④黄疸消退后复现，或者减轻后再次加重，需到儿科就诊。⑤出生后 12 小时内出院的新生儿，建议在生后 24 ～ 48 小时随访胆红素值。鉴于生后 1 周内的新生儿不同时龄的胆红素值标准不同，需按照出院建议随访胆红素值。

问题 4. 黄疸宝宝可以接种疫苗吗?

答：得了黄疸的宝宝，只要身体健康状况良好，生命体征平稳，未采取干预措施（光疗等），就可正常接种乙肝疫苗，但暂缓接种其他疫苗。及时查明黄疸的原因，建议前往专科门诊就诊，由专业的儿科医生判断宝宝黄疸的类型，以及是否需要接受治疗。

问题 5. 居家照蓝光对宝宝有什么不良的影响吗?

答：通过几十年的临床应用结果发现，光疗相对安全，虽然有时会有一些不良反应，但一般并无危害。最常见的不良反应有宝宝体温升高、大便变绿及次数增多、暂时性皮疹等。光疗时需要佩戴防透光眼罩，对宝宝的眼睛进行保护，同时穿上光疗专用尿裤。只要做好保护和护理工作，光疗一般对宝宝并无明显的影响。

问题 6. 居家如何进行经皮胆红素测量?

答：经皮胆红素测量仪主要在皮肤上进行测量，无创且方便，可以在家中使用。一般建议取额头、前胸部两个部位进行测量，取平均值结果较为准确。测量时探头面应与皮肤紧密垂直接触，不留空隙，待测试仪闪光，读取显示屏上的数据。

脐 炎

问题 7. 什么是新生儿脐炎？什么时候应该就诊?

答：脐炎是由于断脐时或出生后处理不当而被金黄色葡萄球菌、大肠埃希菌或溶血性链球菌等侵袭脐部所导致的局部炎症。新生儿脐炎通常表现为脐部有黏液、脓性分泌物，并伴有脐轮周围皮肤红肿，轻症者除脐部有异常外，体温及食欲均正常。如果发现孩子脐带根部发红，脐窝有脓性分泌物，伴异味，脐周皮肤红肿扩散，出现发热、吃奶差、精神不好、烦躁不安等，应及时就医。

问题 8. 宝宝为什么会得脐炎？

答：新生儿脐炎的危险因素包括低出生体重、滞产（总产程超过 24 小时）、破膜时间过长、母体有感染、非无菌性分娩、脐带处理不当、新生儿免疫系统异常。致病菌最常见的是金黄色葡萄球菌。在日常生活中，有些妈妈采取了一些不正确的护理方法，如宝宝沐浴后未及时清洁、消毒；把婴儿内衣置于纸尿片里面，这样内衣被尿液浸透，脐部就处于潮湿的环境中；给男宝宝换尿片时，未把阴茎向下放置，导致尿液向上冲，浸湿了脐部；还有些妈妈把纸尿片外面卷向里面，由于纸尿片外层不透气，故不利于脐部干燥。

问题 9. 宝宝脐带生后 10 天还没脱落，有没有问题？

答：没有问题。宝宝脐带脱落，主要取决于宝宝脐部的干燥程度，大多数会在出生后 7 ~ 14 天之内脱落，脱落后逐渐形成成人盲端的脐部。2 周后脐带仍未脱落，但脐带端没有感染、红肿或化脓的现象，保持脐部清洁干燥，可继续观察。脐带超过 4 周没有自然脱落，或出现脐周红肿、脓性分泌物，甚至伴有臭味，需要及时就医。

问题 10. 居家如何护理宝宝的脐带？

答：①保持脐带及其周围皮肤清洁干燥，直至脱落；②日常沐浴应尽量避开脐部，若脐部被浸湿，用 75% 乙醇清洁、消毒；③护理宝宝前、后用肥皂和清水洗手；④让脐部暴露于空气中，或盖洁净、宽松的衣服；⑤尿布要低于脐部；⑥如果有尿、粪污染，及时用清水清洁；⑦观察感染征象：如出现脐周红肿、脓性分泌物、发热。

尿布性皮炎

问题 11. 什么是尿布性皮炎？

答：尿布性皮炎常见于尿布被尿液、粪便或其他液体（如汗液）浸湿后没有及时更换。皮肤长期处于密闭、潮湿的环境中，正常的皮肤屏障功能被削弱，尿液和粪便中的刺激物及外界摩擦力使会阴部、臀部尿布包裹处皮肤发生刺激性接触性皮炎。

问题 12. 为什么会得尿布性皮炎？

答：未及时更换纸尿裤；便后未对婴幼儿臀部进行清洗，未保持局部干燥；婴幼儿患肠道疾病、免疫缺陷病及合并皮肤感染；应用利尿剂、抗生素，使排便、排尿次数增多；皮肤为敏感性皮肤；存在乳糖不耐受，对牛奶蛋白过敏；既往患有尿布性皮炎。这些都是患尿布性皮炎的高危因素。

问题 13. 何时使用护臀霜？

答：日常护理时使用清水清洗宝宝的臀部是保护臀部皮肤最好的方法。如果没有发现任何皮疹的迹象，可先进行观察，暂不用药。如果宝宝的皮肤比较敏感，建议选用紫草油、氧化锌软膏或鞣酸软膏等加强护理。如果已经有红肿、破溃现象，建议及时到医院就诊，并听从医生的建议给予治疗。

问题 14. 如何预防尿布性皮炎？

答：①选择合适的护理用物：推荐使用一次性、高吸收性、透气性好的纸尿裤；型号合适，松紧适宜；若对纸尿裤过敏，可更换品牌或使用柔软的棉布。②掌握纸尿裤更换时机：每 2 ～ 3 小时给宝宝换纸尿裤一次，排便后要即刻更换；每天固定时间解开纸尿裤，暴露臀部皮肤 30 分钟，一天 3 次。③正确清洁纸尿裤区域皮肤：每次排便后及时更换纸尿裤，温水清洁局部皮肤，动作轻柔，采用非摩擦的方法轻轻拍干或蘸干皮肤。

问题 15. 婴幼儿尿布性皮炎应该去医院就诊吗？

答：轻度的尿布性皮炎一般无须去医院就诊，在家适当护理即可好转，但当发生以下情况时，需要立即就医：①患儿家长无法判断红疹出现的原因；②尿布性皮炎逐渐加重，患儿疼痛严重，或红疹扩散到尿布区以外的皮肤；③药物治疗 4 ～ 7 天后，尿布性皮炎仍没有好转的迹象；④有合并感染的迹象，如皮肤出现脓疱。

热性惊厥

问题 16. 什么是发热？如何给孩子测体温？

答：通常将腋温≥ 37.5 摄氏度定义为发热。推荐使用电子温度计或红外线温度计为孩子测量体温，不推荐使用水银温度计，若水银温度计打碎，汞（水银）或玻璃渣可能会使孩子发生意外或受伤。推荐测量部位为腋窝和外耳道（测量的是鼓膜温度）。人体的核心体温为直肠温度，考虑到有创性和患者安全，不推荐对儿童经直肠或口腔测温。前额温度因准确度不高，也不推荐测量。

问题 17. 什么是热性惊厥？

答：热性惊厥是儿童时期最常见的惊厥性疾病，其发作均与发热性疾病中体温骤然升高有关。多见于 6 个月～ 3 岁的儿童，男孩稍多于女孩，绝大多数 5 岁后不再发作。患儿多有热性惊厥的家族史。多发生于上呼吸道感染的初期，当体温骤升至 38.5 ～ 40 摄氏度（大多为 39 摄氏度）时，突然发生惊厥。

问题 18. 在家发作热性惊厥时怎么处理？

答：①家长保持镇静，保护惊厥孩子的头部和身体，移开周围危险的物品，解开衣领，轻柔地放在安全的地方；②在孩子头下垫放柔软物品，头偏向一侧，使口、颈部和气管在一条直线上，保持孩子的呼吸道畅通；③注意呕吐物，随时用毛巾或手帕擦干，避免堵塞孩子的呼吸道；④保护孩子安全的同时，家长要随时记录发作表现和时间。需要注意的是，有 4 件事家长千万不要做：①强行掰开、拉扯孩子的肢体，力图阻止抽搐发作；②在孩子口中强行塞进任何东西，包括家长的手指；③切勿给孩子服药或进食；④不能用力按压人中穴，以免损伤孩子的口唇。切记：如果出现惊厥，家长不要耽误，立即将孩子送往医院。

问题 19. 孩子出现热性惊厥，以后一旦发热就会出现惊厥吗？

答：儿童热性惊厥一般不是终生的，好发于生后 3 个月～ 5 岁。热性惊厥可以分为单纯性热性惊厥和复杂性热性惊厥两种不同的类型：①热性惊厥复发与首发年龄相关，小于 12 月龄婴儿首次单纯性热性惊厥后复发率高于 12 月龄以上幼儿；②两次单纯性热性惊厥后不管发病年龄如何，复发率均为 50% ；③单纯性热性惊厥患儿继发癫痫概率仅轻度增高，复杂性热性惊厥患儿癫痫发生率明显增高；④单纯性热性惊厥属于一过性疾病，通常随着患儿的成长会自行消失，但是复杂性热性惊厥如没有及时接受治疗，可能进展成为癫痫。

问题 20. 发热时为什么会出现手脚冰凉？

答：孩子体温很高时手脚冰凉，是发热期间的正常现象。这是由于身体的外周血液循环暂时减弱，也就是带着热量的血液运送到手脚等末梢器官的速度变慢。如果孩子主观感到“冷”，那么有可能是体温快速攀升时的畏寒表现，这时要对手脚进行局部保暖。但也需要随时调整，因为体温攀升到高点以后通常就不再感觉冷，需要及时散热。

问题 21. 发热可以在家观察吗？什么情况下必须就医？

答：需要及时就医的情况包括：①当孩子发热超过 3 天，或者 3 月龄以下婴儿一旦出现发热，要来医院就诊；②当孩子发热伴有皮肤颜色改变，或出现皮疹、持续腹痛或反复呕吐、剧烈咳嗽或喘息以及其他严重症状时，需要来医院就诊；③当孩子发热伴有难以安抚的哭闹，服用退热药体温正常的间歇期内，孩子仍精神差、活动减少，需要带孩子来医院就诊。

问题 22. 发热出现寒战应继续物理降温还是保暖？

答：不能再降温了，需要适当增加衣物，提高患儿舒适度，但也不能盖厚被子“捂汗”。在体温上升期，若患儿出现畏寒、寒战等症状，可以适当为患儿添加衣服或者盖上被子，注意保暖的同时不宜把患儿包裹得太紧、太厚，可根据其发热状态增减衣物。患儿的居住环境温度也要适宜，调节室内温度使患儿感到舒适为宜。

问题 23. 孩子发热，物理降温应该注意什么？

答：推荐使用温水擦浴退热，不推荐冰水或乙醇擦浴方法退热。可以使用局部措施如降温贴，温水毛巾敷额头，降低室内温度，适当减少儿童衣物。

问题 24. 孩子发热，口服退热药有哪些注意事项？

答：小于 2 月龄的婴儿禁用解热镇痛药。大于等于 2 月龄的婴儿，腋温 ≥ 38.5 摄氏度，或因发热出现了不舒适和情绪低落，则推荐口服对乙酰氨基酚，剂量为每次 15 毫

克 / 千克体重，2 次用药的最短间隔时间为 4 小时。大于等于 6 月龄儿童，推荐使用对乙酰氨基酚或布洛芬，布洛芬的剂量为每次 10 毫克 / 千克体重，2 次用药的最短间隔为 4 小时。布洛芬与对乙酰氨基酚的退热效果和安全性相似，不推荐对乙酰氨基酚联合布洛芬用于儿童退热，也不推荐对乙酰氨基酚与布洛芬交替用于儿童退热。

肺　炎

问题 25. 肺炎传染吗？

答：非感染性肺炎（如吸入性肺炎）不具有传染性；感染性肺炎属于呼吸道疾病，具有一定的传染性，咳嗽、打喷嚏排出的飞沫具有传染性，如果不注意防护，很可能会引起交叉感染。

问题 26. 肺炎一定会发热吗？

答：肺炎不一定会发热，但大部分都会有发热的表现。肺炎常见症状包括咳嗽、咳痰、发热，但新生儿及体弱儿由于免疫力差，可不发热，症状不典型，可出现烦躁、萎靡、食欲减退、呕吐、呛奶等表现，新生儿还可能出现口吐白沫。

问题 27. 支原体肺炎治愈后还会复发吗？

答：大多数感染肺炎支原体的孩子病程为 2 ～ 4 周。康复后也可能再次感染，甚至反复感染。这是因为人体对肺炎支原体的免疫力不是永久的，过段时间还是可能感染、发病。

问题 28. 得了肺炎可以接种疫苗吗？

答：不可以。接种疫苗要在健康情况下，建议肺炎完全康复后 1 ～ 2 周后或咨询医生后方可接种疫苗。

问题 29. 肺炎后静脉注射阿奇霉素和口服阿奇霉素可以同时应用吗？

答：不需要。阿奇霉素给药频次为每日 1 次，当日如果已静脉输注，就不需要再口服了，避免重复用药，加重药物不良反应。

问题 30. 阿奇霉素可以和食物同服吗？

答：阿奇霉素与食物同服或不同服均可，饭前、饭后都可以。但因为它有胃肠道刺激反应，所以一般建议饭后服用。大于 6 个月的婴幼儿服用阿奇霉素也不建议与奶同服，否则会造成婴幼儿口腔错觉，产生厌奶。

问题 31. 孩子做雾化吸入治疗有什么作用？

答：雾化吸入治疗是通过应用雾化装置将药液分散成极小的液体颗粒，以气溶胶形式喷出。经口或鼻随呼吸气流吸入呼吸道，达到抗炎、止咳、祛痰、缓解支气管痉挛等治疗作用。临床中具有操作简单、疗效确切、安全性高、全身不良反应少等优点。

问题 32. 孩子哭闹时可以做雾化吸入治疗吗？睡着了可以做吗？

答：儿童哭闹时不建议做雾化吸入治疗。哭闹时会快速吸气，药物雾状颗粒更多停留在口咽部，只有少部分能够进入下呼吸道和肺泡，所以哭闹时会降低雾化治疗效果。儿童睡着后可以进行雾化，雾化治疗要在儿童安静状态下进行，深呼吸可以达到最佳效果。

问题 33. 雾化药中含有激素类药物，对孩子的影响大吗？

答：雾化吸入的糖皮质激素是目前最强的气道局部抗炎药物，雾化吸入副作用非常小。呼吸道黏膜及黏膜下富含多种药物及神经受体，药物起效迅速，并且进入血液循环量少，不良反应也少。但做雾化前应避免给孩子涂抹油性面霜，雾化后及时擦脸、漱口，避免药物吸附在面部并经皮肤吸收，以及沉积在口咽部造成口咽部念珠菌感染。

传染性单核细胞增多症

问题 34. 什么是传染性单核细胞增多症？

答：传染性单核细胞增多症简称“传单”，主要是由 EB 病毒感染引起的急性自限性传染病。典型临床三联征为发热、咽峡炎和淋巴结肿大，可合并肝脾大、外周淋巴细胞及异型淋巴细胞（受病毒刺激后的异常淋巴细胞）增高。病程常呈自限性，多数预后良好，少数可出现噬血细胞综合征等严重并发症。

问题 35. 传染性单核细胞增多症会传染吗？如何预防？

答：会传染。该病主要经口 - 口传播，也可经飞沫传播和血液传播。患者应进行呼吸道隔离，不要随地吐痰，家长避免口对口喂婴儿，避免亲吻他人或者与他人共用餐具。不去人多拥挤的地方，勤洗手，多通风换气。

问题 36. 传染性单核细胞增多症患儿出院后可以上体育课吗?

答：应限制或避免运动。由于传染性单核细胞增多症的大多数患儿会出现脾大，恢复很慢，因此，在症状改善 2 ~ 3 个月后才能剧烈运动；为防止脾破裂，应避免任何可能挤压或撞击脾的动作。

川 崎 病

问题 37. 什么是川崎病?

答：川崎病是一种儿童时期较为常见的急性系统性血管炎，主要临床特征为全身炎性反应，可出现多器官功能损害等严重并发症，部分患儿可并发巨大的冠状动脉瘤并延续至成人，引起急性冠脉综合征。川崎病最初的表现是反复发热，发热时体温最高可以达到 39 ~ 40 摄氏度，发热持续 5 天以上，而且抗生素治疗效果不佳。除发热外，一般会有以下 5 种主要表现：球结膜充血，通俗讲就是“眼睛红”；口唇皲裂、口腔黏膜充血和“草莓舌”；手指、足趾末端肿胀；皮疹；颈部淋巴结肿大。

问题 38. 川崎病为什么要静脉输注免疫球蛋白?

答：静脉输注免疫球蛋白是治疗川崎病的安全性良好的一线药物，目的是抑制炎症反应，中和炎症因子，保护冠状动脉。早期静脉注射可显著减轻患儿的炎症反应，减少冠状动脉病变的发生率。使用的最佳时机为发病后 5 ~ 10 天，7 天内最佳。

问题 39. 川崎病口服阿司匹林有哪些注意事项?

答：阿司匹林最常见的不良反应为胃肠道反应，如恶心、呕吐、腹痛、腹泻，所以尽量选择肠溶片。长期服用阿司匹林还容易导致凝血功能障碍，应注意观察皮肤黏膜有无出血点，有无牙龈出血、流鼻血、黑便等，服药过程中要定期复查血常规、凝血功能。

问题 40. 孩子得了川崎病以后需要定期复查吗?

答：需要。发病后复查一般需要 3 ~ 5 年，出院后每个月复查一次，病情稳定后每 3 ~ 6 个月复查一次，1 ~ 2 年后可以每年复查一次。

问题 41. 川崎病应用丙种球蛋白后多久可以接种疫苗?

答：11 个月内不宜接种麻疹、腮腺炎、风疹和水痘疫苗，因为丙种球蛋白中的特异性抗病毒抗体可能会干扰活病毒疫苗的免疫应答。其他疫苗不需要延迟接种。

过敏性紫癜

问题 42. 什么是过敏性紫癜？

答：过敏性紫癜是以全身小血管炎为主要病变的系统性血管炎。临床表现为分批出现的紫癜，下肢明显，严重者累及上肢，无血小板减少，伴关节肿痛、腹痛、便血和血尿、蛋白尿等。主要见于 2 ～ 8 岁儿童，男孩多于女孩，四季均可发病，以春秋季多见。

问题 43. 过敏性紫癜患者为什么会腹痛？

答：过敏性紫癜相关消化道疼痛由黏膜下出血和水肿引起。内镜检查可见紫癜性病变，通常位于十二指肠降部、胃和结肠，回肠末端也可能受累。全小肠造影可见回肠和空肠存在黏膜下水肿、溃疡及痉挛。可以使用非甾体类抗炎药缓解腹部疼痛，如布洛芬。

问题 44. 过敏性紫癜急性期需要忌食哪些食物？

答：过敏性紫癜急性期，患儿处于高度致敏状态，常规避免食用以下几类食物。①海鲜、鸡蛋、奶类、鸡鸭牛羊肉等容易引起过敏的异型蛋白；②蚕豆、菠萝等植物性食物；③特殊变应原筛查阳性的食物；④反季节蔬菜和水果；⑤各种饮料，零食，卤制、煎炸、烧烤之物（高盐、高糖、高脂食品）；⑥避免荠菜之类的野菜以及韭菜、大蒜、葱、香菜、姜之类的辛香、辛辣食品；⑦不要进食之前未食用过的花蕾类蔬菜（如油麦菜花、黄花菜、茉莉花、丝瓜花、菊花）。

问题 45. 过敏性紫癜患者怎么护理皮肤？

答：皮肤护理要点：①应保持皮肤清洁，剪短指甲，防止患者抓伤或擦伤；②穿柔软、透气性好且宽松的棉质内衣，并经常换洗；③出行时应尽量穿着长袖衣裤；④保持床铺清洁、干燥、无碎屑；⑤避免使用碱性肥皂、沐浴露、洗发水、化妆品等；⑥需密切观察皮肤情况，有无新发皮疹及皮疹的形态、数量、部位，是否反复出现，必要时每天拍照记录皮疹逐日变化情况。

问题 46. 如何预防过敏性紫癜的反复发作？

答：如果患者的过敏性紫癜反复发作，主要可以通过预防感染、增强体质、注意饮食等方面缓解，具体原因与缓解方法如下。①到冬、春季要注意预防感染，降低潜在感染风险，注意个人防护，如不要着凉，多穿衣服，出门戴好口罩，平时增强体质，避免细菌或病毒侵入体内；②可以考虑记食物日记，记录每天摄取的食物、接触的物体、皮肤状况，并记下日期，如果某一次发作，可以与前面作比较，明确是否接触或摄取某些特殊物质，找到诱因。

性 早 熟

问题 47. 什么是性早熟?

答：性早熟是指女孩在 7.5 岁之前、男孩在 9 岁之前出现第二性征发育。女性第二性征的主要标志是乳房发育，月经初潮，大、小阴唇色素沉着等。男性第二性征的主要标志是睾丸增大，阴茎增长、增粗，出现阴毛、胡须、痤疮、喉结等。

问题 48. 孩子提前发育需接受检查吗?

答：应对孩子进行体格检查、血液检测。对左手进行 X 线检查可以判断孩子的生长速度，还可以进行脑部影像学检查，以综合判定孩子是否提前进入青春期，以及是否需要药物干预。

问题 49. 怎样更好地预防性早熟?

答：应避免以下事项：①性早熟的发生与肥胖儿童体内脂肪堆积进一步促进雌激素释放和分泌有关，因此平时要注意孩子体重的变化，减少热量摄入和脂肪堆积，控制体重，养成良好的运动习惯；②减少雌激素的摄入，减少外源性雌激素的刺激，即不食用反季节的蔬菜和水果，因为促熟剂中含有雌激素；③禁止食用蜂王浆、人参、冬虫夏草、蚕蛹或某些儿童口服液等保健品；④将避孕药物放置在儿童接触不到的地方；⑤减少接触塑料制品，如塑料餐具的使用；⑥避免接触成人护肤品与化妆品；⑦限制儿童被人工光源刺激的时间，避免开夜灯睡觉，不可整日看电视、玩电脑、玩手机。

问题 50. 性早熟对孩子有什么影响?

答：性早熟会导致性发育的提前启动，对孩子的影响有：①孩子发现自己和其他人不一样了，比如出现了性发育、月经初潮等，孩子会变得慌乱、焦虑；②有些家长面对孩子性早熟的问题也会产生紧张和焦虑的心情，从而产生心理问题，存在一定的隐患；③性早熟的孩子成年后，一些和性激素相关的肿瘤以及妇科相关疾病的患病风险会增加；④月经初潮提前，儿童早发育会导致骨骺提前闭合，使孩子身高增长的时间变短，影响成年身高。

问题 51. 性早熟使用抑制针的副作用有哪些?

答：性早熟打抑制针的副作用多数不严重，常见的副作用有：①局部反应：可能会出现注射部位的红肿、疼痛和硬结症状；②轻微过敏反应：如发热、瘙痒、头痛、疲乏和睡眠紊乱；③偶尔出现的症状：阴道出血、呕吐、恶心。性早熟患儿注射抑制针属于常见治疗方法，很少会出现后遗症。建议在专业医生的指导下注射，并多吃绿色蔬菜和水果，避免吃含有激素的食物，保持营养均衡。

生长激素缺乏症

问题 52. 什么是生长激素缺乏症?

答：生长激素缺乏症是由于垂体前叶合成和分泌的生长激素部分或完全缺乏，或由于生长激素分子结构异常、受体缺陷等所致的生长发育障碍，致使儿童身高低于同年龄、同性别、同地区正常儿童平均身高 2 个标准差以上，或低于正常儿童生长曲线第 3 百分位数，呈现均匀性身材矮小，但智力发育正常。它是儿科临床常见的内分泌性疾病之一。

问题 53. 什么年龄段关注骨龄最佳?

答：一般情况下，男孩骨龄 16 岁、女孩骨龄 14 岁接近闭合。3 岁前测骨龄没有参考意义，应参考生长发育曲线，如 3 岁以后出现身高异常（超过生长发育曲线的高线或低线），则需要检测骨龄。

问题 54. 儿童身高生长速度在何种水平要警惕身材矮小的可能?

答：儿童身高生长速度是判断身材是否矮小的主要依据。需要定期（每半年）、连续、准确地测量身高，当儿童生长速度低于以下水平，应警惕有矮小的可能，需加以重视并及时寻找可能的原因：2 岁以下＜ 7.0 厘米 / 年，2 ～ 4 岁＜ 5.5 厘米 / 年，4 ～ 6 岁＜ 5.0 厘米 / 年，6 岁至青春期前＜ 4.0 厘米 / 年，青春期＜ 6.0 厘米 / 年。

问题 55. 孩子经常熬夜不睡觉，会影响身高吗?

答：熬夜会导致生长激素分泌缺乏，从而影响身体的生长发育。经常熬夜对孩子的身高会有严重的影响。每晚于 9—10 时入睡，充足的夜间深睡眠有助于促进生长激素的分泌，尤其是晚上 10 时至凌晨 1 时，以及凌晨 3—5 时，一般有 2 个分泌高峰出现，所以要保证此时间段的睡眠，尤其是深睡眠。对于正处于生长发育期的青少年，建议晚上 10 时以前入睡，这样才能保证大概在晚上 12 时至凌晨 1 时处于深睡眠状态，促进生长激素分泌。如果孩子经常熬夜，生长激素的峰值就会下降，生长发育就会受到影响。

问题 56. 生长激素是怎么产生身高增长作用的？

答：生长激素促进肝合成生长因子，生长因子促进长骨的增长，使身体长高。

问题 57. 生长激素会使人发胖吗？

答：内源性生长激素可以促进脂肪分解，增加肌肉含量，使孩子脂肪含量下降，所以不会使人发胖。

问题 58. 生长激素有什么副作用？

答：①对血糖的影响：生长激素进入人体后可抑制胰岛素分泌，因此会产生一过性高血糖反应。从目前大样本的资料来看，并没有发现这种反应使糖尿病的发生率增高，一旦出现血糖增高，减量停药后通常恢复正常。②对甲状腺的影响：少数患者可能会发生亚临床甲状腺功能减退，应及时纠正，以避免影响生长激素的疗效，定期进行甲状腺功能检查，必要时补充甲状腺激素。③对肿瘤的影响：如果机体有肿瘤，用药后肿瘤也生长迅速。如果机体没有肿瘤，就没有促进肿瘤发生的作用。像花盆里有杂草的种子，施肥后杂草也会长得快，如果花盆里没有杂草种子，施肥后就不会长出杂草。所以生长激素可以促进实体瘤的生长，但没有导致实体瘤发生的作用。④局部不良反应：目前大部分用的是短效生长激素，每天晚上皮下注射（部位主要为脐周、大腿内侧、胳膊），注射局部会出现一过性反应（疼痛、发麻、红肿等）和体液潴留的症状（外周水肿、关节痛、肌痛），这种局部反应通常出现在用药的第 1 周，随着用药时间的延长会逐渐消失。

问题 59. 生长激素的效果如何？

答：长期注射生长激素的孩子可能会出现抗体的形成，通常第 1 年治疗效果好，第 2 ～ 3 年效果会略有下降。

问题 60. 生长激素什么时候不能用？

答：①对生长激素过敏的孩子要禁用；②骨骺闭合了就不能使用；③如果用药期间有感染，尤其是比较重的感染，例如肺炎，需要停药几天。

问题 61. 生长激素治疗会加快骨龄和促进性发育吗？

答：国内外文献资料报道，正常剂量生长激素治疗不会促进骨龄的增长和性发育。

问题 62. 生长激素治疗会影响生育吗？

答：生长激素是人体正常分泌的，也是人体生长发育必需的。文献资料表明，对于生育期的女性，应用生长激素有促排卵作用，对于生育期的男性，有提高精子质量的作用，都对生育有促进作用，不会影响生育。

问题 63. 外源性生长激素会不会抑制自身的分泌？

答：对于生长激素不能分泌或分泌不足的患儿，需要外源性补充生长激素，补充的量应是最小有效剂量。这时，不会形成负反馈作用而抑制自身生长激素的分泌。

问题 64. 使用生长激素期间需要注意什么？

答：用药期间，每天应保证一定量的运动，控制体重，每天 500 毫升牛奶，保证睡眠，不要熬夜，睡前不进食，根据实际情况补充钙片和维生素 D。用药期间每 3 个月复查化验，包括查甲状腺功能、肝肾功能、空腹血糖、胰岛素、生长因子等。3 ～ 6 个月来院复诊。

问题 65. 生长激素的安全性如何？

答：生长激素的使用有二三十年的历史，不是新药，总体来说比较安全，尤其是对于生长激素缺乏症的孩子。

小儿感染性腹泻

问题 66. 什么是小儿感染性腹泻？

答：小儿感染性腹泻是指由于细菌、病毒、真菌、寄生虫等病原生物感染胃肠道引起的以腹泻为主要临床症状的感染性疾病。细菌、病毒等病原体感染后到达小肠或结肠，导致肠道炎性物质浸润，上皮细胞受损，引起吸收障碍。患者主要表现为腹痛、腹泻、呕吐、食欲缺乏等症状，重者可出现电解质紊乱、全身中毒症状。

问题 67. 小儿感染性腹泻饮食有什么注意事项？

答：对腹泻患儿应根据病情变化，调整其日常饮食内容，鼓励孩子继续进食，满足生理需要，补充因腹泻而大量流失的电解质、水分。母乳喂养者继续母乳喂养，暂停添加辅食；人工喂养者可喂米汤、面汤，待腹泻次数减少后可给予流质或半流质饮食如粥、面条，少食多餐，帮助机体康复，随着腹泻好转逐步过渡到正常饮食；对于有呕吐症状的患儿，应禁食，补水，补充足量电解质。

问题 68. 孩子腹泻，可以用抗生素吗？

答：不推荐自行用药。腹泻可分为感染性腹泻与非感染性腹泻（即功能性腹泻），感染性腹泻又分为细菌感染和病毒感染。抗生素只对细菌性感染性腹泻有效果，而对病毒感染性、中毒性、过敏性以及饮食不当（进食过量或饮食成分不当）等功能性腹泻无效，盲目用药还可能导致肠道菌群失调，加重腹泻。

问题 69. 孩子感染性腹泻好转，可以停药吗？

答：不建议自行停药。腹泻好转的话最好遵医嘱连续用药以巩固疗效，过早停药很容易引起复发或转为慢性腹泻。

问题 70. 孩子腹泻症状加重，是不是可以用止泻药？

答：不推荐自行使用止泻药。对于急性肠炎、痢疾等感染性腹泻来说，排便是人体的一种保护机制，通过腹泻可以将细菌、病毒及其产生的毒素排出人体，减少对人体的损害。因此，对感染性腹泻来说不能过早地使用止泻剂，应及时就诊。

问题 71. 孩子腹泻好转，是不是要给孩子“补一补”？

答：不建议。孩子腹泻停止后应继续吃容易消化的流食或半流食，让胃肠功能恢复，然后再改用正常饮食或适当进补，让身体逐渐康复。如腹泻好转即立刻恢复正常饮食或进补，给予肉、蛋等高蛋白质、高脂肪的营养品，肠胃负担突然加重，肠胃不能耐受。

问题 72. 孩子腹泻，怎么判断是否脱水？

答：孩子腹泻容易导致脱水。脱水依据程度的不同可分为轻度脱水、中度脱水、重度脱水，可以从皮肤弹性、眼泪、尿量的情况进行判断。孩子出现轻度脱水，通常表现为突然爱哭闹，哭时有眼泪，烦躁，口腔稍干燥，尿量正常，皮肤弹性正常。孩子出现中度脱水时，会出现口渴的症状，尿量会减少，皮肤弹性稍差，还会出现眼窝凹陷、精神状态欠佳、嗜睡等症状。如果孩子出现重度脱水，会精神状态不佳、昏迷，出现尿量明显减少，甚至无尿，皮肤弹性差，还有气促、四肢发凉、皮肤花斑、心率快、体温低等临床表现。如果发现孩子出现可疑中、重度脱水的情况，应及时带孩子就医。

儿童糖尿病

问题 73. 糖尿病遗传吗？

答：常见的糖尿病有 1 型糖尿病和 2 型糖尿病，均具有遗传倾向。儿童时期糖尿病绝大多数是 1 型糖尿病。但除了遗传因素以外，1 型糖尿病的发生还受到其他因素影响，如环境因素、自身免疫缺陷和病毒感染。

问题 74. 儿童 1 型糖尿病要终生用药控制血糖吗？

答：如果儿童患 1 型糖尿病，由于体内胰岛 β 细胞破坏比较明显，导致胰岛素绝对缺乏，需要终生进行药物治疗，否则会导致血糖难以控制，容易发生糖尿病酮症酸中毒，甚至出现糖尿病足等严重的并发症。

问题 75. 糖尿病患儿如何进行运动治疗？

答：运动治疗在儿童糖尿病的综合管理中占重要地位，可增加胰岛素的敏感性及外周组织对糖的摄取，有利于控制血糖，降低血脂，减少胰岛素用量，减轻体重，减少心血管疾病危险因素。推荐所有 1 型糖尿病患儿进行体育活动，目标是每天进行 60 ～ 90 分钟的中强度有氧活动，如步行、慢跑、骑车、游泳、打球，达到全身发热、出汗的状态，但不是大汗淋漓。餐后 1 小时运动为宜，每次 20 分钟。在运动前、后监测血糖，防止低血糖的发生。

儿童炎症性肠病

问题 76. 溃疡性结肠炎患儿饮食有什么注意事项？

答：溃疡性结肠炎轻症患儿宜食用高热量、营养丰富、易消化、少纤维素、无刺激的饮食，避免生冷、多纤维素、辛辣食物及水果、浓茶、咖啡等，慎用乳制品。急性发作期患儿应进食流质或半流质饮食，如米汤、蛋羹，重症患儿应禁食、补液维持。缓解期饮食参照轻症患儿饮食要求，可逐渐尝试在原有食物的基础上少量添加新食物，并记录有无不良反应。

问题 77. 炎症性肠病遗传吗？

答：炎症性肠病存在遗传易感性。所谓遗传易感性，通俗地理解是指父母如果患病，并不是百分之百地遗传给后代，但是后代要比其他没有患病父母的孩子更容易患病。

问题 78. 炎症性肠病多久复查肠镜？

答：根据疾病不同时期、缓解程度决定炎症性肠病的肠镜检查间隔时间。患儿积极配合治疗，症状得到控制的情况下，每年至少做 1 ～ 2 次肠镜监测肠道病变的情况。

问题 79. 便血就提示炎症性肠病吗？

答：不一定。炎症性肠病的症状除了便血外，还常表现为腹痛、腹泻、体重减轻、发热等。但便血可能由于多种原因导致，因此如果发现有便血情况，建议及时去医院就诊。

问题 80. 炎症性肠病能痊愈吗？

答：不能。炎症性肠病是累及消化系统的慢性终生性炎症性疾病，该病的临床病程以发作和缓解交替为特征，目前这种疾病尚不能治愈，严重者影响患者生活质量，据统计，10 年病死率为 10% 左右。该病需要长期的药物治疗及营养支持，在遵医嘱进行治疗的情况下，部分患者可达到疾病缓解。

手足口病

问题 81. 什么是手足口病？

答：手足口病是由人肠道病毒 71 型（EV71）和柯萨奇病毒 A 组 16 型（CoxA16）等肠道病毒感染引起的一种儿童常见传染病，以手、足、口、臀等部位皮肤黏膜的丘疹、疱疹、溃疡为典型表现。手足口病患者和隐性感染者均为传染源。病毒由患者的粪便、唾液或口鼻分泌物排出，主要通过消化道、呼吸道和密切接触传播。本病多发生于学龄前儿童，5 岁以下儿童发病率最高。

问题 82. 手足口病患者一定会发热吗？

答：手足口病多发生在儿童身上，病情早期会出现低热症状，伴随食欲下降及咽喉疼痛等。出现皮疹之前也可能有发热症状，部分病情轻微患者可能不会出现发热，只出现皮疹。

问题 83. 手足口病的皮疹是什么样的？多少天会消退？

答：手足口病的典型皮疹表现为斑丘疹、丘疹、疱疹。皮疹周围有炎性红晕，疱疹内液体较少，不疼不痒，皮疹恢复时不结痂，不留瘢痕。不典型皮疹通常小、厚、硬、少，有时可见瘀点、瘀斑。某些型别肠道病毒如 CoxA6 和 CoxA10 所致皮损严重，皮疹可表现为大疱样改变，伴疼痛及痒感，且不限于手、足、口部位。因病情不同，手足口病皮疹消退时间有所不同，轻症一般于发病 3 ～ 4 天开始消退，皮疹消退后不留瘢痕，一般 1 周左右痊愈；重症皮疹可以持续 7 ～ 10 天，甚至更长时间。

问题 84. 手足口病居家护理有哪些注意事项？

答：①消毒隔离：密切接触是手足口病的重要的传播方式，通过接触被病毒污染的手、毛巾、手绢、牙杯、玩具、食具、奶具，以及床上用品、内衣等引起感染；还可通过呼吸道飞沫传播；饮用或食入被病毒污染的水和食物后亦可感染。因此孩子用过的玩具、衣物、床上用品要清洗消毒，阳光下暴晒。家里通风换气，保持空气新鲜，适宜温度为 24 ～ 26 摄氏度。②发热的护理：手足口病引起的发热一般持续 2 ～ 3 天，如果体温不超过 38.5 摄氏度，孩子的精神状态较好，可以通过降温贴、洗温水澡等方式物理降温，不要将孩子包裹得太厚，及时更换汗湿的衣物。③日常护理：注意休息和饮食，患病孩子应居家休息，多喝温开水。孩子会因口腔疱疹破溃后疼痛而不愿进食，可给予清淡、容易消化的食物，如常温酸奶、鸡蛋羹等流质、半流质食物，避免冷、辣等刺激食物。

问题 85. 接种过手足口病疫苗还会得此病吗？

答： 可能会。因为手足口病可以在一个机体反复感染多次，并不是感染一次就会获得终生免疫。手足口病是肠道病毒引起的传染性疾病，引发手足口病的肠道病毒有 20 余种，其中以柯萨奇病毒 A16 型和人肠道病毒 71 型最为常见，而目前只有 EV71 单价疫苗，对其他肠道病毒引起的手足口病没有保护作用。得过一次手足口病的孩子可能因感染不同种病毒（或不同血清型）而导致多次发病。

问题 86. 如何识别重症手足口病？

答： 手足口病患儿大多数预后良好，一般在 1 周内痊愈，无后遗症。少数患儿发病后迅速累及神经系统，病死率高。手足口病出疹期，主要表现为发热，手、足、口、臀等部位出疹，可伴有咳嗽、流涕、食欲缺乏等症状，属于普通型，绝大多数在此期痊愈。当患儿出现持续高热大于 39 摄氏度不退、精神差、嗜睡、吸吮无力、头痛、烦躁、呕吐、肢体抖动、肌无力等，甚至出现心率和呼吸增快、出冷汗、四肢末梢发凉、皮肤花斑等重症手足口病的表现时，需要立即就医。

问题 87. 患手足口病后多久能上学？

答： 需要根据患者的恢复情况进行判断，一般需要 14 天，当患者身体已经完全恢复，不具有传染性时，则可以正常上学。

水 痘

问题 88. 什么是水痘？

答： 水痘是常见的传染性极强的小儿急性出疹性传染病，由水痘 - 带状疱疹病毒引起。皮疹可见于全身，呈向心性分布，躯干部较密集，常伴瘙痒感，分批出现。初期皮疹为红色斑疹、丘疹，24 小时后变为疱疹，2 ～ 3 天结痂，高峰期斑疹、丘疹、疱疹、结痂同时存在，形态椭圆，大小不一，周围红晕，愈后不留瘢痕，无色素沉着，可有发热，多为低热，伴全身不适、头痛、咽痛、纳差等症状。各年龄段小儿均可发病，高发年龄为 6 ～ 9 岁，多流行于冬、春季节。本病可引起肺炎、脑炎等并发症。感染后可获得持久的免疫力，但以后仍有发生带状疱疹的可能性。

问题 89. 水痘如何传染？

答：水痘和带状疱疹患者都是传染源。病毒存在于患儿上呼吸道鼻咽分泌物及疱疹浆液中，主要通过空气飞沫经呼吸道传染，也可通过接触患者疱疹浆液而感染，还可通过输血、胎盘传播。从出疹前 1 ～ 2 天至疱疹结痂为止，均有很强的传染性。

问题 90. 患水痘后多久能上学？

答：患水痘后需要等到全部水痘疱疹干燥结痂后才能上学，以免传染给他人。

麻　疹

问题 91. 什么是麻疹？

答：麻疹是由麻疹病毒引起的一种急性出疹性呼吸道传染病，以发热、上呼吸道感染、结膜炎、口腔麻疹黏膜斑、全身斑丘疹以及疹退后遗留色素沉着伴糠麸样脱屑为特征。

问题 92. 麻疹的皮疹是什么样的？都长在哪里？

答：发热 3 ～ 4 天出现皮疹，出疹时发热会更严重。皮疹一般先从耳后、发际部开始，渐渐波及前额、面、颈及躯干、四肢，最后是手掌、足底，自上而下出现丘疹样皮疹。皮疹逐渐融成一片，呈充血性，压之褪色，疹间皮肤正常。若无并发症，出疹 3 ～ 4 天后按出疹顺序开始消退，体温也随之下降，疹退后留有棕色色素沉着，伴有糠麸样脱屑。

问题 93. 麻疹如何传染？

答：麻疹患者是唯一传染源，通过呼吸、咳嗽、打喷嚏经呼吸道进行传播。与患者密切接触或直接接触患者的鼻咽分泌物也可传播。麻疹患者出疹前后 5 天均具有传染性，有并发症出现的患者传染性可延长至出疹后 10 天。

问题 94. 孩子患麻疹会传染给家长吗？

答：会的。所有没有免疫力（没有接种疫苗或接种过疫苗但没有产生免疫力）的人都有可能感染。未接种疫苗的幼儿和孕妇出现严重麻疹并发症的风险最高。

问题 95. 患麻疹后多久能上学？

答：麻疹因具有传染性，至少要居家隔离患儿至出疹后 5 天，并发肺炎者延长至出疹后 10 天。